Mariem Nouira
Hazem Ben Rayana
Samir Ennigrou

Teste cutâneo de tuberculina

Mariem Nouira
Hazem Ben Rayana
Samir Ennigrou

Teste cutâneo de tuberculina

Desempenho do diagnóstico para a deteção de tuberculose ativa

ScienciaScripts

Cover image: www.ingimage.com

This book is a translation from the original published under ISBN 978-620-6-72415-5.

Publisher:
Sciencia Scripts
is a trademark of
Dodo Books Indian Ocean Ltd. and OmniScriptum S.R.L publishing group

120 High Road, East Finchley, London, N2 9ED, United Kingdom
Str. Armeneasca 28/1, office 1, Chisinau MD-2012, Republic of Moldova, Europe
Printed at: see last page
ISBN: 978-620-8-32970-9

Conteúdo

Currículo

Introdução: As formas linfonodais da tuberculose escapam frequentemente ao diagnóstico através de testes convencionais. O nosso objetivo foi avaliar o desempenho da prova cutânea da tuberculina no diagnóstico da tuberculose ativa na Tunísia, utilizando o método da curva ROC.

Metodologia: Trata-se de um estudo multicêntrico de caso-controlo realizado em 11 clínicas de tuberculose (DAT) na Tunísia em 2014.

Resultados: Foram incluídos **1053** doentes, divididos em **339 casos** e **714 controlos**. $^{-6}$O diâmetro médio da induração do teste tuberculínico foi **significativamente** maior nos casos do que nos controlos (13,7mm *vs.*6,2mm;p=10). A área sob a curva (AUC) foi de **0,789** [95% CI:0,758-0,819;p=0,01], o que corresponde a um poder discriminatório **moderado** para este teste. O valor limiar para o diâmetro do endurecimento da reação intradérmica à tuberculina foi de **11 mm,** com um índice de Youden de 0,503. Este foi o valor mais discriminante, associado à melhor sensibilidade (73,7%) e especificidade (76,6%).

Conclusão: Podemos concluir que a prova cutânea da tuberculina pode ser utilizada para diagnosticar a tuberculose com boa sensibilidade e especificidade. No entanto, a sua interpretação e leitura continuam a ser difíceis e altamente subjectivas.

I INTRODUÇÃO

A tuberculose é uma doença infecciosa contagiosa, transmitida pelo ar, de pessoa para pessoa, causada por uma micobactéria do complexo *tuberculose*, que tem um ciclo de transmissão lento [1]. As principais são *o Mycobacterium tuberculosis*, também conhecido como bacilo de Koch (BK), *o Mycobacterium bovis* e *o Mycobacterium africanum* [2].

O diagnóstico da tuberculose pulmonar baseia-se na deteção do bacilo da tuberculose na expetoração e nas culturas [3]. No entanto, este método apresenta dois problemas: em primeiro lugar, esta deteção é frequentemente inexistente em certas formas de tuberculose (tuberculose linfonodal, tuberculose meníngea, tuberculose associada à infeção pelo VIH, etc.) e, em segundo lugar, não permite diagnosticar a doença da tuberculose numa fase precoce, quando o doente já contaminou as pessoas que o rodeiam. Neste caso, o diagnóstico baseia-se numa combinação de factores epidemiológicos, clínicos, biológicos e imunológicos [4].

A infeção com o bacilo provoca uma resposta imunitária mediada por células (hipersensibilidade de tipo retardado) ao bacilo da tuberculose. Esta resposta pode ser medida e validada através da prova cutânea da tuberculina ou da reação intradérmica à tuberculina (TIR) ou do teste de Mantoux [5].

As alterações na epidemiologia da tuberculose na Tunísia (particularmente o aumento da frequência das formas linfonodais em detrimento das formas pulmonares) levaram-nos a refletir sobre o desempenho da prova tuberculínica no diagnóstico da doença [6, 7].

De facto, a sensibilidade e a especificidade da prova tuberculínica estão ligadas e variam em direcções opostas (quando uma aumenta, a outra diminui) [8]. Esta relação pode ser estabelecida muito claramente no caso de um teste expresso por uma variável quantitativa, neste caso o diâmetro do endurecimento da prova tuberculínica.

É evidente que os médicos pretendem um teste de diagnóstico que seja simultaneamente muito sensível e muito específico. Na prática, tal não é possível, sendo necessário encontrar um compromisso entre a sensibilidade e a especificidade.

A curva ROC (Receiver Operating Characteristic curve), originalmente desenvolvida para avaliar o valor informativo dos radares que procuravam identificar um ataque inimigo durante a Segunda Guerra Mundial, é um meio de examinar a relação entre a sensibilidade e a especificidade da prova tuberculínica [9].

Uma situação prática frequentemente encontrada é a de querer saber o risco de ter ou não ter a doença de acordo com o resultado do teste. Os valores preditivos, que dependem da prevalência da doença na população e expressam a probabilidade de confirmar a presença ou ausência de tuberculose de acordo com os resultados da prova tuberculínica, permitem estimar esse risco [8].

Neste estudo, propusemo-nos, portanto, avaliar o desempenho da tuberculina TST através de um estudo multicêntrico de caso-controlo.

Os objectivos deste trabalho foram:

- identificar limiares discriminatórios para o teste tuberculínico TST em indivíduos adultos com idades compreendidas entre os 18 e os 55 anos, utilizando o método da curva ROC numa situação de diagnóstico;
- determinar os rácios de verosimilhança (positivo e negativo) deste teste;
- determinar os valores preditivos positivo e negativo da prova tuberculínica em relação a um nível predefinido de prevalência da tuberculose.

II TEMAS E MÉTODOS

I.1. . Tipo de estudo

erTrata-se de um estudo epidemiológico multicêntrico, caso-controlo, para avaliar o desempenho da intradermo-reação tuberculínica em indivíduos adultos com idades compreendidas entre os 18 e os 55 anos, durante o período de 1 de junho de 2014 a 30 de novembro de 2014.

I.2. . População estudada

I.2.1. . Critérios de inclusão

- Doentes adultos, com idades compreendidas entre os 18 e os 55 anos, com tuberculose confirmada, recrutados em 11 clínicas de tuberculose (DAT) (Ariana - Tunes - Sfax - Gafsa - Ben Arous - Bizerte - Sousse - Kairouan - Sidi Bouzid - Kasserine - Tataouine), no momento do primeiro tratamento da tuberculose nos DAT.
- Testemunhas sem tuberculose, recolhidas nos centros básicos de saúde (CSB) e/ou hospitais distritais. Todas as testemunhas não apresentavam sinais respiratórios ou extra-respiratórios que pudessem ser de origem tuberculosa.

I.2.2. . Critérios de exclusão

Foram excluídos os seguintes:

- doentes que já estejam a ser tratados para a tuberculose pulmonar ou extra-pulmonar;
- doentes e testemunhas com uma patologia que possa provocar anergia à tuberculina: infecções virais agudas (sarampo, papeira, mononucleose infecciosa, gripe), linfomas, patologias neoplásicas, sarcoidose, infeção bacteriana grave, infeção por VIH, etc;
- doentes e controlos submetidos a tratamento imunossupressor, terapia com corticosteróides durante mais de um mês ou vacinação com vacinas vivas nos dois meses anteriores ao teste;
- pessoas com antecedentes conhecidos de reação alérgica a um dos componentes da tuberculina ou a uma administração anterior;
- a ausência de cicatrizes da vacina no grupo de controlo.

I.2.3. . Métodos de amostragem

O estudo envolveu testes intradérmicos de tuberculina efectuados em duas amostras separadas:

- Uma amostra de indivíduos com tuberculose recrutados consecutivamente nos DATs. A amostra foi constituída por todos os pacientes que consultaram os DATs acima mencionados durante o período do estudo, na primeira remessa do seu tratamento antituberculose, ou seja, um total de 339 casos, divididos em 158 homens (46,6%) e 181 mulheres (53,4%);
- Uma amostra de controlo composta por indivíduos sem tuberculose que consultaram o CSB ou o hospital distrital localizado perto do DAT durante o mesmo período de estudo. Esta escolha foi efectuada por razões de viabilidade de recrutamento.

As testemunhas foram recrutadas de forma a que a sua distribuição por sexo fosse idêntica à dos casos de tuberculose. Tomámos aproximadamente a mesma proporção de homens e mulheres nos casos de tuberculose e nas testemunhas. Neste caso, qualquer dos controlos masculinos ou femininos era um controlo adequado para cada um dos doentes de tuberculose masculinos ou femininos. Não foi possível efetuar a mesma distribuição de frequências por grupos etários de 5 ou 10 anos.

Preferimos este método de emparelhamento frequencial ao método de emparelhamento individual (que consistia em escolher uma ou mais testemunhas idênticas para cada caso de tuberculose incluído, em termos de critérios de emparelhamento: idade, sexo, local de residência) porque apresentava menos dificuldades práticas. Além disso, facilitaria a análise estatística. No total, recolhemos 714 controlos, divididos em 356 homens (49,8%) e 358 mulheres (50,2% dos casos).

I.3. . Recolha de dados

Um formulário de recolha de dados com itens fixos, exceto a localização da tuberculose e a região, foi preenchido para cada sujeito incluído no estudo (doente com tuberculose ou testemunha) pela mesma pessoa responsável pela realização do TSA tuberculínico e pela sua leitura sob a supervisão de um coordenador regional (anexo 1).

Este formulário continha as seguintes variáveis:

- as caraterísticas dos sujeitos: idade, sexo, nível de escolaridade ;
- a presença de uma cicatriz de vacinação (BCG);
- a ausência dos critérios de exclusão acima enumerados ;
- a localização da tuberculose;
- a data de realização do RID, o diâmetro da induração (em mm) e as reacções associadas: eritema, flitose, necrose ou linfangite.

Foi elaborada e validada uma ficha de dados da tuberculina TST, mencionando o produto utilizado: tuberculina purificada PPD (Purified Protein Derivative RT23 de Copenhaga) (anexo 2). A reação tuberculínica intradérmica foi realizada em todos os indivíduos incluídos no estudo (doentes com tuberculose e controlos) através da injeção de 0,1 ml de solução de tuberculina, por via estritamente intradérmica, na face anterior do antebraço, na junção do terço superior com os dois terços inferiores do antebraço, à distância de qualquer cicatriz.

A prova tuberculínica foi lida após 72 horas, medindo o diâmetro transversal do endurecimento (expresso em mm) pelo mesmo membro do pessoal em cada clínica de tuberculose.

I.4. . Recolha e análise de dados

Os dados foram introduzidos e tratados com recurso ao software SPSS versão 16.0.

Para os dados qualitativos, calculámos frequências simples e percentagens.

Para comparar duas percentagens em duas amostras independentes, utilizámos o teste Chi-2 de Pearson.

Para os dados quantitativos, calculámos as médias e os desvios-padrão quando a distribuição era simétrica, os quartis (Q1: primeiro quartil; Q3: terceiro quartil) e uma mediana (Q2: segundo quartil) quando não era. Utilizámos gráficos de caixa para resumir a distribuição do diâmetro da induração da tuberculina TST no grupo de doentes e no grupo de controlo [10, 11] (apêndice 3).

O teste T de Student foi utilizado para comparar duas médias em duas amostras independentes.

Para todos os testes estatísticos, o nível de significância escolhido foi de 0,05.

I.4.1. . Estimativa da sensibilidade e especificidade

Para avaliar o desempenho da prova tuberculínica, começámos por calcular a sensibilidade e a especificidade do diâmetro de endurecimento da prova tuberculínica e do índice de Youden para diferentes limiares possíveis (de um diâmetro de prova tuberculínica > 5 mm a um diâmetro de prova tuberculínica > 15 mm).

Os intervalos de confiança de 95% (IC95%) para a sensibilidade e a especificidade foram calculados utilizando uma calculadora Excel e as propriedades da distribuição binomial exacta [12].

A sensibilidade (Se) foi definida como a proporção (entre 0 e 1) de pessoas com a doença que apresentaram resultados positivos para a doença, ou seja, a proporção de pessoas com a doença que o teste detectou corretamente (verdadeiros positivos=TN). Em contrapartida, a proporção de portadores da doença não identificados pelo teste constituiu um resultado falso-negativo (FN) [8, 13]:

Sensibilidade

$$\text{Sensibilité} = \frac{VP}{VP + FN}$$

A especificidade (Sp) foi definida como a proporção (entre 0 e 1) de pessoas sem a doença que apresentaram resultados negativos para a doença, ou seja, a proporção de pessoas sem a doença que o teste determinou corretamente (verdadeiros negativos=VN). Por outro lado, a proporção de indivíduos sem doença que tiveram um resultado positivo é constituída por falsos positivos (FP) [14, 15]:

Especificidade

$$\text{Spécificité} = \frac{VN}{VN + FP}$$

As duas qualidades intrínsecas do teste, a sensibilidade e a especificidade, não relacionadas com a população estudada, foram agregadas num índice, conhecido como índice de Youden, classificado como J, de modo que: J = (Se + Sp) - 1.

J varia entre -1 e +1; um valor igual ou inferior a 0 indica que o teste é ineficaz em termos de diagnóstico. Quanto melhor for o teste, mais o seu índice de Youden se aproxima de 1 [16, 17].

A escolha do valor limiar mais discriminativo para o diâmetro do endurecimento da prova tuberculínica associada ao melhor par {sensibilidade, especificidade} foi efectuada comparando os intervalos de confiança a 95% ($IC_{95\%}$) das estimativas de sensibilidade ou especificidade para os valores limiares da prova tuberculínica escolhidos dois a dois. Se os $IC_{95\%}$ de dois valores de sensibilidade ou especificidade se sobrepusessem, as duas proporções eram consideradas não significativamente diferentes e poderiam representar o mesmo valor verdadeiro na população. Por outro lado, se os respectivos IC $_{de\ 95\%}$ não se sobrepusessem, então a diferença estatística entre as duas proporções era considerada significativa.

I.4.2. . Estimativa dos rácios de verosimilhança positivos e negativos

Calculámos os rácios de verosimilhança positivo e negativo do diâmetro do endurecimento da tuberculina TST para diferentes limiares possíveis (de um diâmetro de TST > 5 mm a um diâmetro de TST > 15 mm). O cálculo dos intervalos de confiança a 95% (IC $_{95\%}$) das razões de verosimilhança positivas e negativas também foi efectuado utilizando a calculadora Excel e as propriedades da distribuição binomial exacta [12].

O rácio de verosimilhança do teste combina a sua sensibilidade e especificidade num único fator [18].

O rácio de verosimilhança positiva (LR+) foi definido como o rácio entre a probabilidade de um resultado positivo do teste em pessoas com a doença e a probabilidade do mesmo resultado em pessoas sem a doença, por outras palavras, a proporção de verdadeiros positivos entre as pessoas com a doença (ou seja, sensibilidade) e a proporção de falsos positivos entre as pessoas sem a doença (ou seja, 1 - especificidade) [19, 20] :

Sensibilidade

$$\text{Rácio de verosimilhança positivo} = \frac{\text{Sensibilité}}{(1 - \text{Spécificité})}$$

(1 - Especificidade)

Este rácio de verosimilhança positiva (LR+) varia entre 0 e +a, mas na prática varia entre 1 e +A [18]. Indica o grau mais elevado de probabilidade de uma pessoa com a doença ter um resultado positivo, em comparação com uma pessoa sem a doença. Indica que quanto melhor o teste for capaz de discriminar entre doentes com e sem a doença, mais se afasta de 1 e mais a sua especificidade se aproxima de 1. O VR+ é considerado útil quando o seu valor é superior a 5 [21].

O rácio de verosimilhança negativo (LR-) foi definido como o rácio entre a probabilidade de um resultado negativo do teste em pessoas com a doença e a probabilidade do mesmo resultado em pessoas sem a doença, por outras palavras, a proporção de falsos negativos entre pessoas com a doença (ou seja, 1 - a sensibilidade) e a proporção de verdadeiros negativos entre pessoas sem a doença, ou seja, a especificidade [22] :

(1 - Sensibilidade)

$$\text{Rácio de verosimilhança negativo} = \frac{(1 - \text{Sensibilité})}{\text{Spécificité}}$$

Especificidade

Este rácio de verosimilhança negativo (LR-), que varia entre 0 e 1, indica a maior probabilidade de uma pessoa com a doença ter um resultado negativo em comparação com uma pessoa sem a doença. Quanto mais próximo de 0 for o LR- e quanto mais próxima de 1 for a sensibilidade, melhor será a capacidade do teste para discriminar entre pessoas com e sem a doença. Um LR- é considerado útil quando o seu valor é inferior a 0,2 ou 0,1 [23, 24].

A contribuição diagnóstica de um teste de acordo com o valor dos rácios de verosimilhança positivo e negativo é apresentada no Quadro I [21].

Tabela I: Contribuição diagnóstica de um teste de acordo com o valor dos rácios de verosimilhança positivo e negativo.

Rácio de verosimilhança positivo (LR+)	Rácio de verosimilhança negativo (LR-)	Contribuição para o diagnóstico
RV+ **>10**	RV- < **0,1**	**Muito forte**
5 <RV+ < **10**	**0,1** < RV <0,**2**	**Forte**
2 <RV+ < **5**	**0,2<** VR <0,**5**	**Modere**
1<RV+<2	**0,5<** VR **<1**	**Baixa**
RV+ = **1**	RV- = **1**	**Nenhum**

I.4.3. . Estimativa da curva ROC

Para medir o desempenho global da prova tuberculínica, utilizámos a curva ROC, a partir da qual determinámos o valor ótimo do limiar da prova tuberculínica com a melhor relação {sensibilidade, especificidade}.

Estabelecemos uma curva ROC de acordo com o diâmetro do endurecimento da IDR, primeiro por idade, sexo e localização combinados, depois por classe etária e, finalmente, por localização pulmonar e linfonodal.

A curva ROC é uma ferramenta gráfica utilizada para representar a capacidade de um teste para discriminar entre a população de doentes e pessoas não doentes.

A curva ROC representa a proporção de testes positivos na população doente (sensibilidade) na ordenada e a proporção de testes positivos na população não doente (complemento de especificidade ou 1 - especificidade) na abcissa, para todos os valores de limiar possíveis do teste. Os pontos correspondentes aos pares {1 - especificidade, sensibilidade} são então colocados no gráfico. A sua junção por linhas rectas conduz a um traço que liga o canto inferior esquerdo do gráfico (sensibilidade = 0 e especificidade = 1) ao canto superior direito (sensibilidade = 1 e especificidade = 0). Trata-se de uma construção não paramétrica [25 - 30].

Para um teste que discrimina entre doentes e não doentes, é possível encontrar um valor limite com 100% de sensibilidade e especificidade. Neste caso, a curva ROC percorre o eixo das ordenadas e a parte superior do gráfico.

Por outro lado, se um teste tiver uma capacidade de discriminação nula, a proporção de positivos entre os doentes será igual à proporção de positivos entre os não doentes, qualquer que seja o valor do limiar. Neste caso, a curva ROC é a linha diagonal a 45°, conhecida como a linha diagonal do acaso ou da não informação. Isto significa que a sensibilidade é igual à especificidade para todos os valores críticos de limiar.

A maioria dos testes situa-se entre estes dois extremos. Um teste é tanto melhor quanto mais próxima a sua curva ROC estiver do canto superior esquerdo do gráfico (Figura 1) [31, 32].

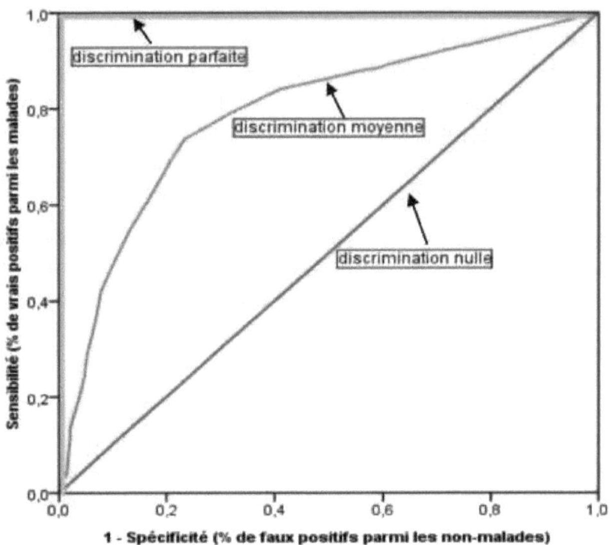

Figura 1: Curva ROC ou "Receiver Operating Characteristic curve", para testes com capacidade de discriminação perfeita, média e nula.

I.4.4. . Estimativa da área sob a curva ROC

Resumimos a informação contida na curva ROC num índice simples e quantitativo, a área sob a curva (AUC), que tem a agradável propriedade de resumir o desempenho para todos os limiares de discriminação possíveis [26, 33].

Calculámos a AUC por idade, sexo e localização combinados, depois por grupo etário e, finalmente, por localização pulmonar e linfonodal. As AUCs são apresentadas com os respectivos intervalos de confiança de 95% (IC95%).

A AUC situa-se entre 0,5 e 1.

Quando o teste é perfeitamente discriminatório, a área sob a curva (AUC) é 1. Isto significa que, dadas duas pessoas (uma doente e outra não), o teste consegue distinguir entre a pessoa doente e a pessoa não doente em 100% dos casos (Figura 2).

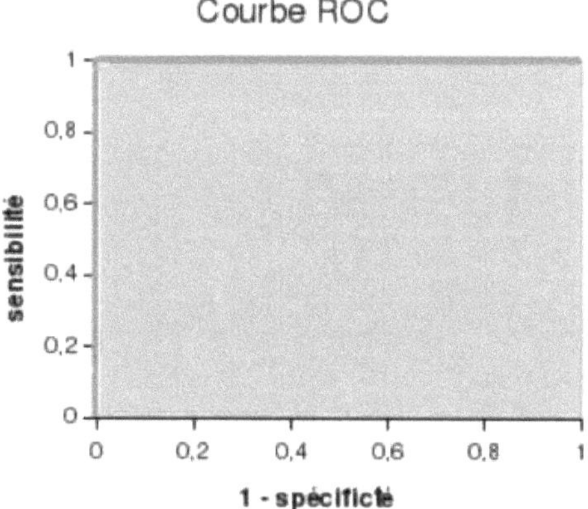

Figura 2: Área sob a curva ROC para um teste com poder discriminatório perfeito (AUC=1).

Inversamente, quando o teste não é discriminatório, a probabilidade de distinguir entre uma pessoa doente e uma pessoa saudável é de 50% (este seria o caso de um teste em que o resultado é inteiramente devido ao acaso). Neste caso, a área sob a curva ROC é de 0,5 (figura 3).

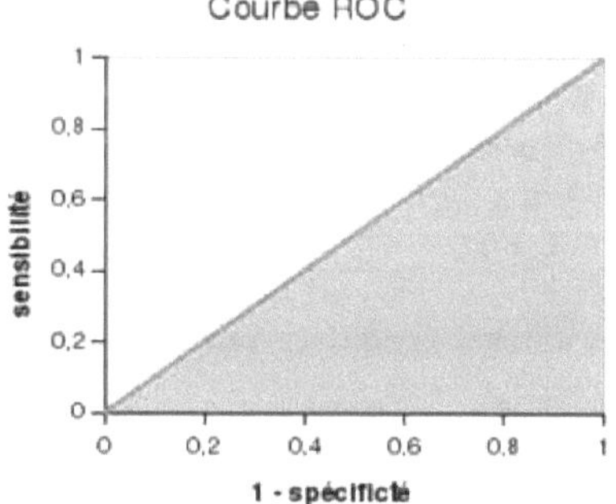

Figura 3: Área sob a curva ROC para um teste sem poder discriminatório (AUC=0,5).

Entre estes dois extremos, todos os casos são possíveis; a área sob a curva depende da forma geral da curva e, por conseguinte, da sensibilidade e especificidade do teste (figura 4). A área sob a curva ROC é superior a 0,5 e próxima de 1, pelo que quanto maior for a capacidade discriminatória ou o valor diagnóstico global de um teste, maior será a sua eficácia.

Uma área sob a curva ROC de 0,8, por exemplo, significa que um sujeito que está doente terá um resultado de teste mais elevado do que um sujeito que não está doente em 80% dos casos.

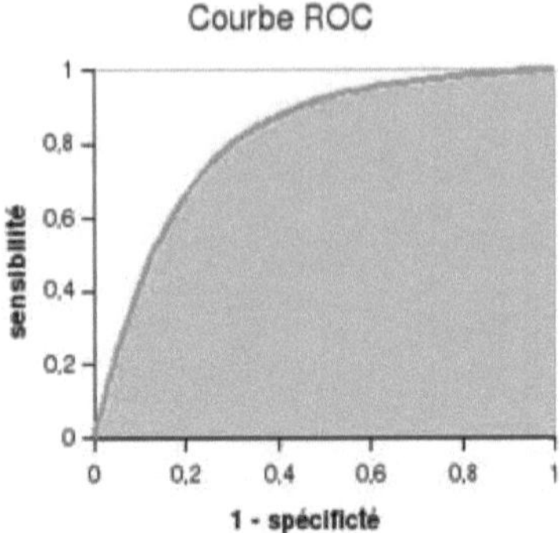

Figura 4: Área sob a curva ROC para um teste com bom poder discriminatório (0,5<AUC<1).

Utilizando uma estatística não paramétrica (teste U de Mann-Withney), testámos a área sob a curva ROC contra a área sob a linha de não informação (hipótese nula: AUC=0,5) [9, 33]. O nível de significância foi de 0,05.

A contribuição diagnóstica de um teste de acordo com o valor da área sob a curva ROC é apresentada no Quadro II [34].

Tabela II: Contribuição diagnóstica de um teste de acordo com o valor da área sob a curva ROC.

Área sob a curva ROC (AUC)	**Contribuição para o diagnóstico**
AUC = **1**	**Perfeito**
≤AUC<**0.9 <1**	**Forte**
≤AUC<**0.7** <0.**9**	**Modere**
≤AUC<**0.5** <0.**7**	**Baixa**
AUC = **0,5**	**Nenhum**

I.4.5. . Estimativa dos valores preditivos positivos e negativos

Para estimar a contribuição informativa da prova tuberculínica, calculámos os valores preditivos positivos (VPP) e os valores preditivos negativos (VPN) da prova tuberculínica para diferentes limiares possíveis (de um diâmetro da prova tuberculínica > 5 mm a um diâmetro da prova tuberculínica > 15 mm), idade, sexo e localização combinados. Os intervalos de confiança de 95% (IC 95%) para o VPP e o VPN foram calculados utilizando o programa EPITABLES no software EPI-INFO versão 6.04 (CDC/Atlanta/EUA), utilizando as propriedades da distribuição binomial exacta.

Estes valores preditivos (também chamados probabilidades a posteriori ou pós-teste) foram estimados, em primeiro lugar, usando as propriedades do teorema de Bayes [35] e, em segundo lugar, estabelecendo o nomograma de Fagan [36], Em ambos os casos, baseou-se na prevalência da tuberculose (também chamada probabilidade a priori ou pré-teste) entre os consultores de pneumologia em 3 hospitais universitários em Tunes (hospital Rabta em Tunes, hospital Charles Nicolle em Tunes e hospital Abderrahmane Mami em Ariana). Esta prevalência foi estimada em cerca de 1% em 2016.

Recorde-se que o valor preditivo positivo (VPP) expressa a probabilidade de ser portador da doença quando o teste é positivo, e o valor preditivo negativo (VPN) expressa a probabilidade de estar livre da doença quando o teste é negativo, e que estes últimos valores, com sensibilidade (Se) e especificidade (Sp) constantes, variam em função da prevalência (p) da doença [8, 14, 37].

De acordo com o teorema de Bayes [35] :

$$VPP = \frac{Se \times p}{Se \times p + (1\text{-}Sp) \times (1\text{-}p)}$$

$$VPN = \frac{Sp \times (1\text{-}p)}{Sp \times (1\text{-}p) + (1\text{-}Se) \times p}$$

Deduzimos estes valores preditivos positivos e negativos (probabilidades pós-teste) da prova tuberculínica para diferentes limiares possíveis, de forma fácil e rápida, usando um gráfico chamado nomograma de Fagan [36].

O nomograma de Fagan é um gráfico utilizado para estimar as probabilidades pós-teste positivas e negativas (VPP e 1-VPN, respetivamente), em função da probabilidade pré-teste (prevalência da doença) na população estudada e dos rácios de verosimilhança positivos e negativos. Representa, respetivamente, em três eixos verticais, com uma escala logarítmica: a probabilidade pré-teste, a razão de verosimilhança positiva (ou negativa) e a probabilidade pós-teste positiva (ou negativa) [38].

Para aplicar o nomograma de Fagan, é necessário traçar uma linha reta que passe pelo eixo esquerdo (probabilidade pré-teste), pelo eixo central (rácio de verosimilhança positivo ou negativo) e depois cruze o eixo direito para determinar a probabilidade pós-teste (linha azul para RV+ e VPP e linha vermelha para RV- e 1-VPN).

Um exemplo da utilização deste nomograma é apresentado na Figura 5 [39].

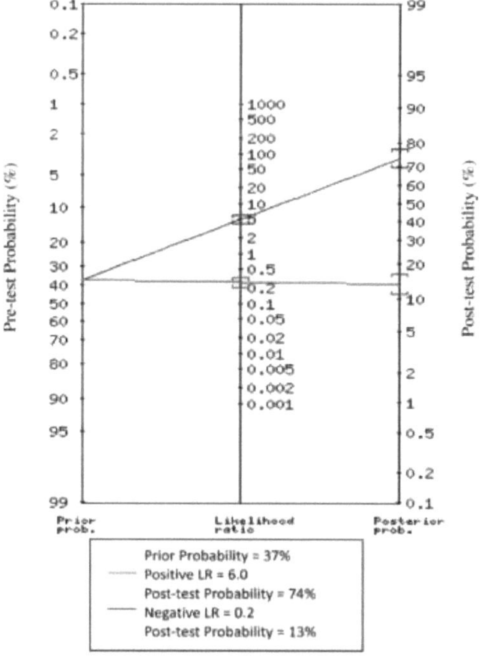

Figura 5: Exemplo do nomograma de Fagan.

I.5. . Pesquisa bibliográfica :

A pesquisa bibliográfica foi efectuada utilizando o motor de busca PubMed, Sciences Diret e Google

Scholar com as seguintes palavras-chave: tuberculosis, tuberculin test, case-control studies, ROC curve.

I.6. . Considerações éticas :

Neste estudo, destinado a avaliar o desempenho da prova tuberculínica, em particular nos controlos, foi obtido um acordo verbal após a explicação do objetivo do estudo. Os participantes foram informados do seu direito de recusa e da estrita confidencialidade das informações recolhidas.

III RESULTADOS

I.7. 1. Caraterísticas descritivas dos doentes e das testemunhas

I.7.1. 1. De acordo com a idade

A idade média dos doentes era de 38,3 anos (desvio-padrão: 11,8) com extremos que variavam entre os 18 e os 55 anos. A idade média dos controlos era de 33,6 anos (desvio padrão: 11) com extremos que variavam entre os 18 e os 55 anos.

A Figura 6 mostra a distribuição etária dos doentes e dos controlos, respetivamente.

No grupo de controlo, a faixa etária típica foi a dos 20-29 anos (41,8%). Entre os doentes, o grupo etário menos representado foi o de menos de 20 anos (5,7%).

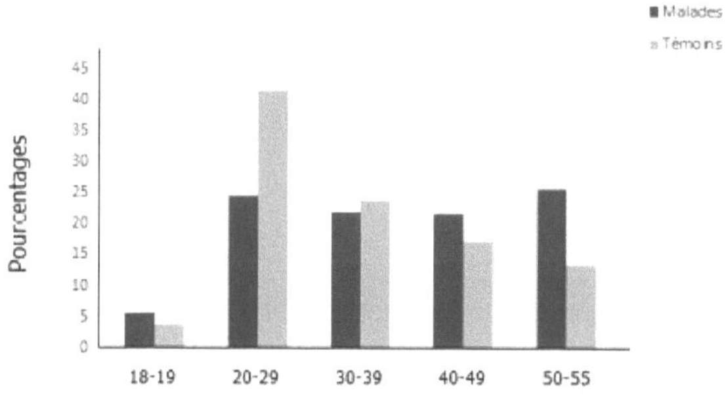

Figura n°6: Distribuição dos doentes (n=336) e dos controlos (n=706) por grupo etário.

I.7.2. 2. Por género

No grupo de doentes com tuberculose, 46,6% dos indivíduos eram do sexo masculino, o que corresponde a um rácio masculino/feminino de 0,87. No grupo de controlo, 50,2% dos indivíduos eram do sexo feminino, o que corresponde a uma relação de 0,99:1.

I.7.3. 3. Dependendo da presença ou ausência de uma cicatriz de BCG

A cicatriz BCG estava presente em 83,8% dos doentes com tuberculose. Estava presente em todos os controlos.

I.7.4. 4. Por nível de ensino

$^{-6}$O analfabetismo foi significativamente mais elevado no grupo de doentes do que no grupo de controlo (16,8% versus 4,1%; p=10). $^{-6}$Para o nível superior, os controlos estavam significativamente mais representados (32,8% versus 14,1%; p=10) (Figura 7).

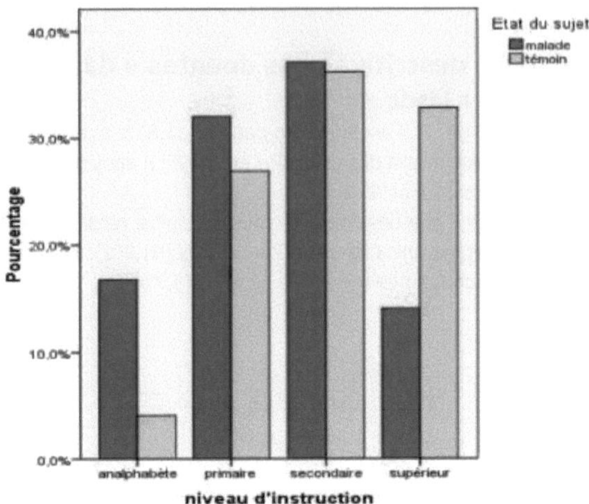

Figura 7: Distribuição dos doentes (n=334) e dos controlos (n=713) por nível de escolaridade.

I.7.5. 5. Por localização geográfica

As figuras 8 e 9 mostram a distribuição dos doentes e das testemunhas por localização geográfica. As regiões de Ben Arous e Tataouine foram as menos representadas: 2,5% e 3,5%, respetivamente, no grupo dos doentes e 4,3% e 5%, respetivamente, no grupo das testemunhas.

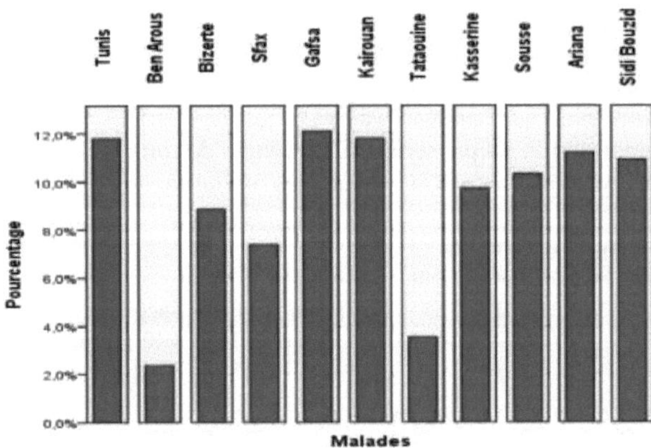

Figura 8: Distribuição dos doentes (n=339) por localização geográfica.

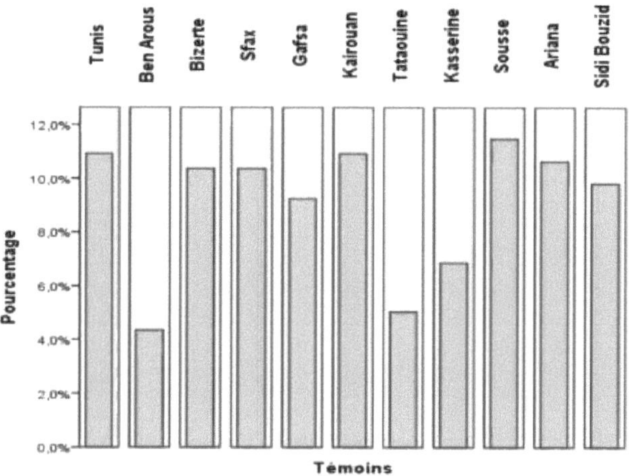

Figura 9: Repartição dos inquiridos (n=714) por localização geográfica.

I.8. 2. Caraterísticas dos doentes segundo a localização da tuberculose

Os gânglios linfáticos representavam 53,3% de todos os doentes com tuberculose, seguidos dos pulmões (35,7%) e da pleura (5,6%) (Figura 10).

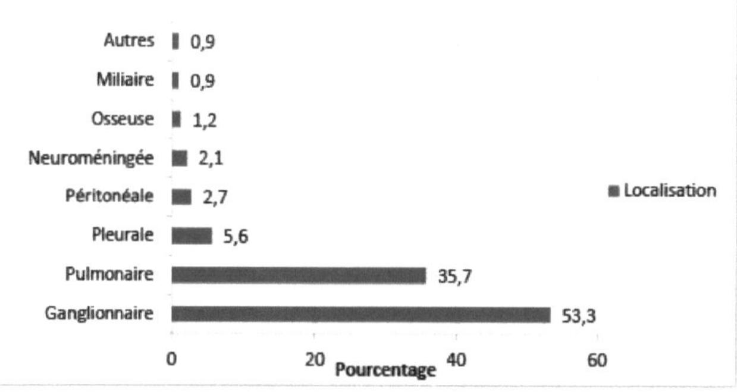

Figura 10: Distribuição dos doentes (n=339) de acordo com a localização da tuberculose.

I.9. 3. Resultados da prova tuberculínica

I.9.1. 1 Parâmetros posicionais e dispersão do diâmetro do IDR nos dois grupos

Nos doentes, o diâmetro médio do endurecimento da tuberculina DST foi de 13,7 mm (desvio-padrão: 0,7), com extremos que variaram entre 0 e 30 mm. Nos controlos, o diâmetro médio do endurecimento da tuberculina DST foi de 6,2 mm (desvio padrão: 6,4) com extremos que variaram entre 0 e 28 mm. $^{-6}$A diferença foi estatisticamente significativa (p=10).

A Figura 11 mostra a distribuição dos doentes e dos controlos, respetivamente, de acordo com o diâmetro do endurecimento da tuberculina TST.

No grupo de doentes, as duas classes modais de diâmetro de endurecimento foram 10-14 mm e 15-19 mm (28,6% e 28,6%, respetivamente). No grupo de controlo, foi de 0-4 mm (45,2%).

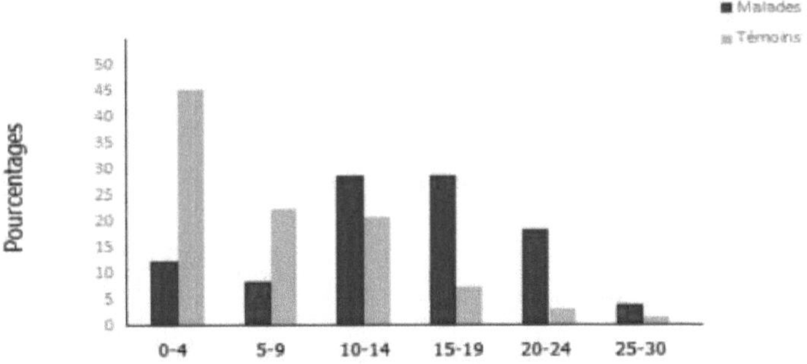

Figura 11: Distribuição dos doentes (n=339) e dos controlos (n=714) de acordo com o diâmetro do endurecimento no teste tuberculínico DST.

O diâmetro médio do endurecimento na prova tuberculínica foi de 15 mm nos doentes e de 5 mm nos controlos (Figura 12).

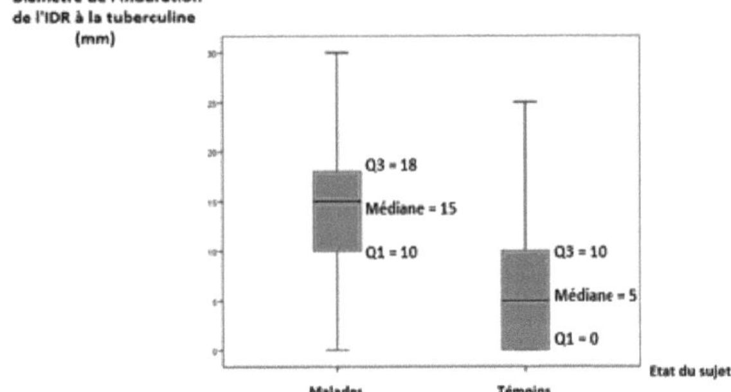

Figura 12: Gráfico de caixa da distribuição dos doentes (n=339) e dos controlos (n=714) de acordo com o diâmetro do endurecimento da TST.

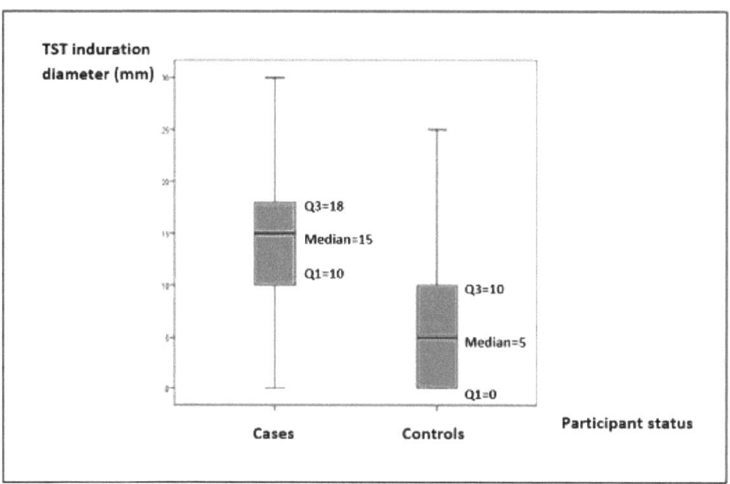

Figura 1. Gráfico de caixa do diâmetro do TST para casos e controlos

I.9.2. 2. Resultados da curva ROC

I.9.2.1. 1. De acordo com o diâmetro da induração IDR, idade, sexo e localização combinados

O desempenho global da prova tuberculínica de acordo com o diâmetro do endurecimento foi medido pela curva ROC (Figura 13).

A área sob a curva (AUC) foi de 0,789 [95% CI: 0,758 - 0,819; p=0,01].

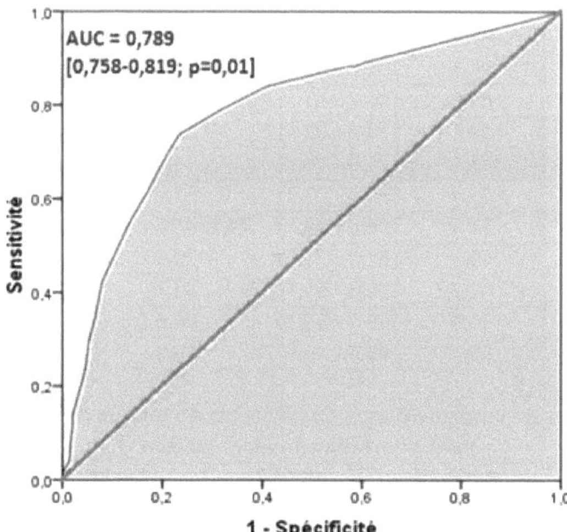

Figura 13: Curva ROC que mede o desempenho da prova tuberculínica de acordo com o diâmetro da induração, a idade, o sexo e a localização combinados.

I.9.2.1.1. 1. Valores da sensibilidade (Se), especificidade (Sp) e índice de Youden correspondentes a diferentes limiares possíveis

Quando se comparam os valores de corte do TST de 5, 6 e 7 mm, não se registou um aumento significativo da sensibilidade (os intervalos de confiança sobrepõem-se).

Ao comparar o valor de corte do TST superior ou igual a 7 mm com o valor de corte superior ou igual a 10 mm, também não se registou um ganho significativo na sensibilidade (os intervalos de confiança sobrepõem-se).

Um valor de corte superior ou igual a 10 mm [IC 95% para a especificidade: 64,1% - 70,9%] foi significativamente menos específico do que um valor de corte superior ou igual a 11 mm [IC 95% para a especificidade: 73,3% - 79,5%] (os intervalos de confiança não se sobrepuseram), mas não foi significativamente mais sensível.

Ao comparar o valor limite do TST maior ou igual a 11 mm com o valor limite maior ou igual a 12 mm, não houve ganho significativo na sensibilidade: [IC 95%: 68,8% - 78,1%] versus [IC 95%: 64,2% - 73,9%] (os intervalos de confiança sobrepuseram-se) e nenhum ganho na especificidade: [IC 95%: 73,3% - 79,5%] versus [IC 95%: 76% - 81,9%] (os intervalos de confiança sobrepuseram-se).

O valor de corte para o diâmetro RDI maior ou igual a 10 mm foi pior do que o valor de corte maior ou igual a 11 mm.

O valor de corte para o diâmetro do endurecimento no TST, que foi o mais discriminatório, associado à melhor relação de sensibilidade (73,7%) e especificidade (76,6%), foi, portanto, 11 mm com um índice de Youden de 0,503 (tabela III).

I.9.2.1.2. 2. Valores do rácio de verosimilhança (LR) correspondentes a diferentes limiares possíveis

Para o valor limiar de diâmetro do TST superior ou igual a 11 mm, o rácio de verosimilhança positivo foi de 3,1 [IC 95%: 2,7 - 3,6] e o rácio de verosimilhança negativo foi de 0,34 [IC 95%: 0,28 - 0,41] (tabela IV).

Quadro III: Sensibilidade, especificidade e índice de Youden do diâmetro do endurecimento da tuberculina TST para diferentes limiares possíveis.

Diâmetro do endurecimento da IDR >= a (mm)	Sensibilidade (%)	IC 95%	Especificidade (%)	IC 95%	Índice de Youden (J)
5	87,6	[83,6 - 90,7]	45,2	[41,4 - 48,7]	0,328
6	86,1	[82,0 - 89,4]	50,8	[47,1 - 54,4]	0,369
7	85,0	[80,7 - 83,3]	55,6	[51,9 - 59,2]	0,406
8	84,1	[79,8 - 87,5]	58,9	[55,3 - 62,5]	0,430
9	81,1	[76,6 - 84,9]	64,4	[60,8 - 67,8]	0,455
10	79,4	[74,7 - 83,3]	67,6	[64,1 - 70,9]	0,470
11	**73,7**	[68,8 - 78,1]	**76,6**	[73,3 - 79,5]	**0,503**
12	69,3	[64,2 - 73,9]	79,1	[76,0 - 81,9]	0,484
13	61,4	[56,0 - 66,4]	83,1	[80,1 - 85,6]	0,445
14	54,9	[49,5 - 60,1]	86,6	[83,9 - 88,9]	0,415
15	50,7	[45,4 - 56,0]	88,4	[85,8 - 90,5]	0,391

IC: intervalo de confiança

Quadro IV: Rácios de verosimilhança do diâmetro do endurecimento da tuberculina para diferentes limiares possíveis.

Diâmetro do endurecimento da IDR >= a (mm)	Rácio de verosimilhança positivo (LR+)	IC 95%	Rácio de verosimilhança negativo (LR-)	IC 95%
5	1,6	[1,5 - 1,7]	0,27	[0,20 - 0,37]
6	1,7	[1,6 - 1,9]	0,27	[0,21 - 0,36]
7	1,9	[1,7 - 2,1]	0,27	[0,20 - 0,35]
8	2,0	[1,9 - 2,3]	0,27	[0,21 - 0,34]
9	2,3	[2,0 - 2,6]	0,29	[0,23 - 0,37]
10	2,4	[2,2 - 2,8]	0,30	[0,25 - 0,38]

11	**3,1**	[2,7 - 3,6]	**0,34**	[0,28 - 0,41]
12	3,3	[2,8 - 3,9]	0,39	[0,33 - 0,46]
13	3,6	[3,0 - 4,3]	0,46	[0,40 - 0,53]
14	4,1	[3,3 - 5,0]	0,52	[0,46 - 0,59]
15	4,4	[3,5 - 5,5]	0,56	[0,50 - 0,62]

I.9.2.2. 2. De acordo com o diâmetro do endurecimento da IDR e a classe etária

Optámos por dividir os indivíduos em dois grupos etários: os que tinham menos de 35 anos e os que tinham 35 anos ou mais (idade média de todos os indivíduos). Para os indivíduos com idade inferior a 35 anos (148 doentes e 441 controlos), o valor limite para o diâmetro do endurecimento do TST, que associa a melhor combinação de sensibilidade (79,1%) e especificidade (79,8%), foi de 11 mm com um índice de Youden de 0,589. Para os indivíduos com idade igual ou superior a 35 anos (188 doentes e 265 controlos), o valor limite para o diâmetro do endurecimento do TST, que associou a melhor sensibilidade (70,2%) e especificidade (71,3%), foi de 11 mm com um índice de Youden de 0,415. As tabelas V e VI resumem os resultados da curva ROC de acordo com o grupo etário.

Quadro V: Valores da sensibilidade, especificidade, índice de Youden e rácios de verosimilhança positivos e negativos correspondentes a diferentes limiares possíveis para indivíduos com menos de 35 anos.

Diâmetro do endurecimento da IDR >= a (mm)	Sensibilidade (%) 95% CI	Especificidade (%) 95% CI	Índice de Youden (J)	RV+ 95% CI	VR - IC 95%
5	91,2 [85,5 - 94,7]	49,2 [44,5 - 53,8]	0,404	1,8 [1,6 - 2,0]	0,18 [0,10 - 0,30]
6	89,9 [83,9 - 93,7]	54,6 [49,9 - 59,2]	0,445	2,0 [1,8 - 2,3]	0,19 [0,11 - 0,30]
7	87,8 [81,5 - 92,1]	59,1 [54,5 - 63,6]	0,469	2,1 [1,9 - 2,4]	0,20 [0,13 - 0,32]
8	87,2 [80,8 - 91,6]	62,3 [57,7 - 66,7]	0,495	2,3 [2,0 - 2,6]	0,20 [0,13 - 0,31]
9	84,5 [77,7 - 89,4]	67,1 [62,6 - 71,3]	0,516	2,6 [2,2 - 3,0]	0,23 [0,16 - 0,34]
10	81,8 [74,7 - 87,1]	70,5 [66,1 - 74,5]	0,523	2,8 [2,4 - 3,3]	0,26 [0,18 - 0,37]
11	**79,1** [71,8 - 84,8]	**79,8** [75,8 - 83,3]	**0,589**	**3,9** [3,2 - 4,8]	**0,26** [0,19 - 0,36]
12	71,6 [63,8 - 78,2]	82,0 [78,2 - 85,3]	0,536	4,0 [3,2 - 5,0]	0,35 [0,27 - 0,45]
13	62,2 [54,1 - 69,6]	83,9 [80,2 - 87,0]	0,461	3,9 [3,0 - 4,9]	0,45 [0,36 - 0,56]
14	55,4 [47,4 - 63,2]	88,0 [84,6 - 90,7]	0,434	4,6 [3,4 - 6,2]	0,51 [0,42 - 0,61]
15	51,4 [43,4 - 59,3]	89,6 [86,4 - 92,1]	0,410	4,9 [3,6 - 6,7]	0,54 [0,46 - 0,64]
Área sob a curva (AUC): 0,822; **IC 95%:** 0 **p** (nível de significância) = 0,02.			,782 - 0,862.		

Quadro VI: Valores de sensibilidade, especificidade, índice de Youden e rácios de verosimilhança positivos e negativos correspondentes a diferentes limiares possíveis para indivíduos com 35 anos ou mais.

Diâmetro do endurecimento da	Sensibilidade (%) 95% CI	Especificidade (%) 95% CI	Índice de Youden (J)	RV+ 95% CI	VR - IC 95%

IDR >= a (mm)					
5	85,1 [79,3 - 89,4]	38,1 [32,4 - 44,0]	0,232	1,4 [1,2 - 1,5]	0,39 [0,27 - 0,57]
6	83,5 [77,5 - 88,1]	44,2 [38,3 - 50,1]	0,277	1,5 [1,3 - 1,7]	0,37 [0,26 - 0,53]
7	83,0 [76,9 - 87,6]	49,0 [43,0 - 55,0]	0,320	1,6 [1,4 - 1,9]	0,35 [0,25 - 0,49]
8	81,9 [75,7 - 86,7]	52,8 [46,8 - 58,7]	0,347	1,7 [1,5 - 2,0]	0,34 [0,25 - 0,47]
9	78,7 [72,3 - 83,9]	59,6 [53,6 - 65,3]	0,383	1,9 [1,7 - 2,3]	0,36 [0,27 - 0,48]
10	77,7 [71,1 - 83,0]	62,6 [56,6 - 68,2]	0,403	2,1 [1,7 - 2,5]	0,36 [0,27 - 0,47]
11	**70,2** [63,3 - 76,2]	**71,3** [65,6 - 76,4]	**0,415**	**2,4** [2,0 - 3,0]	**0,41** [0,33 - 0,53]
12	68,1 [61,1 - 74,3]	74,3 [68,7 - 79,2]	0,424	2,6 [2,1 - 3,3]	0,43 [0,34 - 0,53]
13	61,2 [54,0 - 67,8]	81,5 [76,4 - 85,7]	0,427	3,3 [2,5 - 4,4]	0,47 [0,39 - 0,57]
14	54,8 [47,6 - 61,7]	83,8 [78,9 - 87,7]	0,386	3,4 [2,5 - 4,6]	0,54 [0,46 - 0,64]
15	51,1 [43,4 - 58,1]	86,0 [81,3 - 89,7]	0,371	3,7 [2,6 - 5,1]	0,57 [0,49 - 0,66]
Área sob a curva (AUC): 0,750; **IC 95%: p =** 0,02.			0,703 - 0,798.		

I.9.2.3. 3. Dependendo do diâmetro do endurecimento da IDR e da localização

Avaliámos o desempenho da tuberculina TST para a localização pulmonar e linfonodal.

Para o local pulmonar (121 doentes e 714 controlos), o valor limiar para o diâmetro do endurecimento do TST, com a melhor combinação de sensibilidade (70,2%) e especificidade (76,6%), foi de 11 mm com um índice de Youden de 0,468.

Para a localização dos gânglios linfáticos (180 doentes e 714 controlos), o valor limiar para o diâmetro do endurecimento da TST, com a melhor combinação de sensibilidade (77,8%) e especificidade (76,6%), foi também de 11 mm, com um índice de Youden de 0,544.

As figuras 14 e 15 e os quadros VII e VIII apresentam os resultados da curva ROC do seguinte modo
a localização da tuberculose.

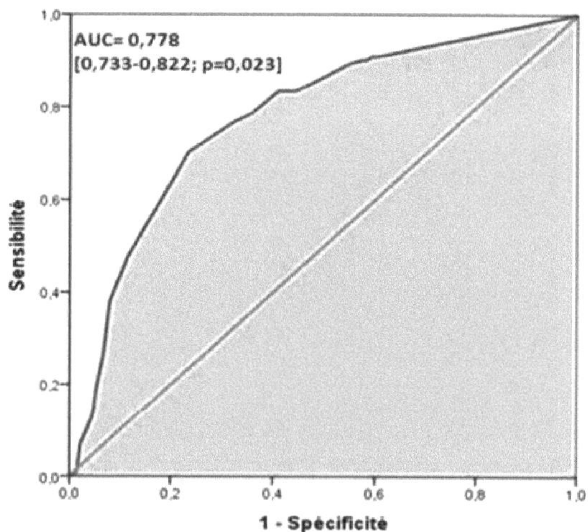

Figura 14: Curva ROC que mede o desempenho da prova tuberculínica de acordo com o diâmetro do endurecimento e a localização no pulmão.

Tabela VII: Valores de sensibilidade, especificidade, índice de Youden e rácios de verosimilhança positivos e negativos correspondentes a diferentes limiares possíveis para a localização pulmonar.

Diâmetro do endurecimento da IDR >= a (mm)	Sensibilidade (%) 95% CI	Especificidade (%) 95% CI	Índice de Youden (J)	RV+ 95% CI	VR - IC 95%
5	89,3 [82,4 - 93,6]	45,2 [41,6 - 48,9]	0,345	1,6 [1,5 - 1,8]	0,22 [0,13 - 0,38]
6	86,0 [78,6 - 91,0]	50,8 [47,1 - 54,4]	0,368	1,7 [1,6 - 1,9]	0,28 [0,18 - 0,43]
7	83,5 [75,8 - 89,0]	55,6 [51,9 - 59,2]	0,391	1,9 [1,7 - 2,1]	0,30 [0,20 - 0,45]
8	83,5 [75,8 - 89,0]	58,9 [55,3 - 62,5]	0,424	2,0 [1,8 - 2,3]	0,28 [0,19 - 0,42]
9	78,5 [70,3 - 84,8]	64,4 [60,8 - 67,8]	0,429	2,2 [1,9 - 2,5]	0,33 [0,24 - 0,47]
10	76,9 [68,5 - 83,4]	67,6 [64,1 - 70,9]	0,445	2,4 [2,0 - 2,8]	0,34 [0,25 - 0,48]
11	**70,2** [61,5 - 77,6]	**76,6** [73,3 - 79,5]	**0,468**	**3,0** [2,5 - 3,6]	**0,39** [0,29 - 0,51]
12	65,3 [56,4 - 73,1]	79,1 [76,0 - 81,9]	0,444	3,1 [2,6 - 3,8]	0,44 [0,34 - 0,56]
13	57,9 [48,9 - 66,3]	83,1 [80,1 - 85,6]	0,410	3,4 [2,7 - 4,3]	0,51 [0,41 - 0,63]
14	51,2 [42,4 - 60,0]	86,6 [83,9 - 88,9]	0,378	3,8 [2,9 - 4,9]	0,56 [0,47 - 0,68]
15	47,9 [39,2 - 56,8]	88,4 [85,8 - 90,5]	0,363	4,1 [3,1 - 5,4]	0,59 [0,50 - 0,70]

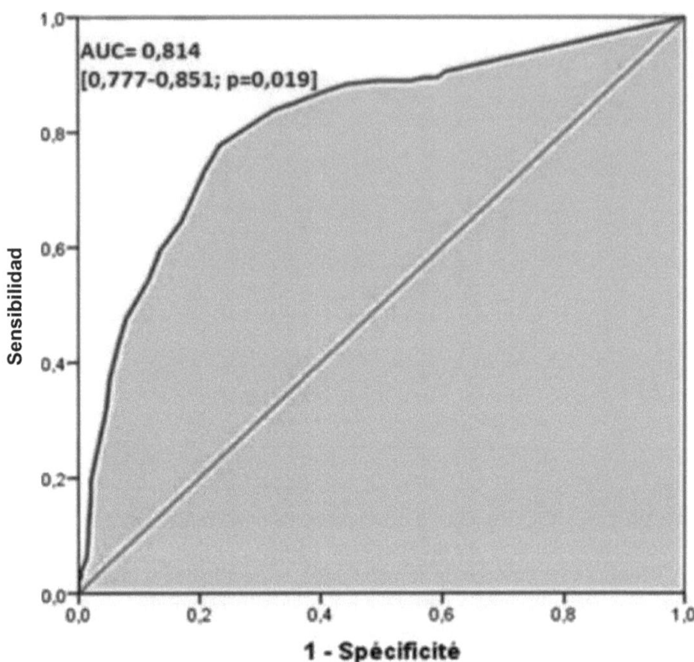

Figura 15: Curva ROC que mede o desempenho da prova tuberculínica de acordo com o diâmetro do endurecimento e a localização do gânglio linfático.

Quadro VIII: Valores da sensibilidade, especificidade, índice de Youden e rácios de verosimilhança positivos e negativos correspondentes a diferentes limiares possíveis para a localização de gânglios linfáticos.

Diâmetro do endurecimento da IDR >= a (mm)	Sensibilidade (%) 95% CI	Especificidade (%) 95% CI	Índice de Youden (J)	RV+ 95% CI	VR - IC 95%
5	88,9 [83,4 - 92,6]	45,2 [41,4 - 48,7]	0,341	1,6 [1,5 - 1,8]	0,25 [0,16 - 0,37]
6	88,9 [83,4 - 92,6]	50,8 [47,0 - 54,3]	0,397	1,8 [1,6 - 2,0]	0,22 [0,14 - 0,33]
7	88,3 [82,8 - 92,2]	55,6 [51,9 - 59,2]	0,439	2,0 [1,8 - 2,2]	0,21 [0,14 - 0,32]
8	87,2 [81,5 - 91,3]	58,9 [55,3 - 62,5]	0,461	2,1 [1,9 - 2,4]	0,22 [0,15 - 0,32]
9	85,0 [79,0 - 89,4]	64,4 [60,8 - 67,8]	0,494	2,4 [2,1 - 2,7]	0,23 [0,16 - 0,33]
10	83,9 [77,8 - 88,5]	67,6 [64,1 - 70,9]	0,515	2,6 [2,3 - 2,9]	0,24 [0,17 - 0,33]
11	**77,8** [71,1 - 83,2]	**76,6** [73,3 - 79,5]	**0,544**	**3,3** [2,8 - 3,9]	**0,29** [0,22 - 0,38]
12	73,3 [66,4 - 79,2]	79,1 [76,0 - 81,9]	0,524	3,5 [3,0 - 4,2]	0,34 [0,26 - 0,43]
13	64,4 [57,2 -	83,1 [80,1 -	0,475	3,8 [3,1 -	0,43 [0,35 -

	71,1]	85,6]		4,6]	0,52]
14	59,4 [52,1 - 66,3]	86,6 [83,9 - 88,9]	0,460	4,4 [3,5 - 5,5]	0,47 [0,39 - 0,56]
15	54,4 [47,1 - 61,5]	88,4 [85,8 - 90,5]	0,428	4,7 [3,7 - 6,0]	0,51 [0,44 - 0,60]

I.9.3. 3. Estimativa dos valores preditivos da prova tuberculínica de TNT correspondentes a diferentes limiares possíveis com base na prevalência entre os consultores de pneumologia de três hospitais da região da grande Tunes.

O quadro IX resume os resultados dos valores preditivos positivos e negativos calculados utilizando o teorema de Bayes e o nomograma de Fagan. Para o valor do limiar superior ou igual a 11 mm (idade, sexo e localização combinados), o valor preditivo positivo (VPP) e o valor preditivo negativo (VPN) calculados utilizando o teorema de Bayes foram de 3,11% e 99,52%, respetivamente, e os calculados utilizando o nomograma de Fagan foram de 3,11% e 99,52%, respetivamente (figura 16). Os nomogramas de Fagan para os outros limiares possíveis para o diâmetro de endurecimento da IDR são apresentados nas figuras 17 a 26 do apêndice 4.

Quadro IX: Valor **preditivo positivo** (VPP) **e** valor **preditivo negativo** (VPN) **calculados utilizando o teorema de Bayes e o nomograma de Fagan correspondente a diferentes limiares possíveis**

Diâmetro do endurecimento da IDR >= a (mm)	**VPP (%) 95% CI** (Teorema de Bayes)	**VPN (%) 95% CI** (Teorema de Bayes)	**VPP (%) IC de 95%** (Nomograma de Fagan)	**VAL (%) IC de 95%** (Nomograma de Fagan)
5	1,59 [0,80 - 2,84]	99,72 [98,48 - 100,00]	1,70 [0,9 - 3,02]	99,72 [98,48 - 100,00]
6	1,71 [0,85 - 3,04]	99,75 [98,64 - 100,00]	1,86 [0,96 - 3,23]	99,75 [98,64 - 100,00]
7	1,81 [0,91 - 3,22]	99,77 [98,76 - 100,00]	1,81 [0,91 - 3,22]	99,77 [98,76 - 100,00]
8	2,07 [1,07 - 3,59]	99,36 [98,16 - 99,86]	2,02 [1,07 - 3,59]	99,78 [98,83 - 100,00]
9	2,26 [1,17 - 3,92]	99,61 [98,62 - 99,95]	2,07 [1,04 - 3,69]	99,61 [98,62 - 99,95]
10	2,40 [1,24 - 4,15]	99,63 [98,69 - 99,95]	2,00 [0,96 - 3,64]	99,63 [98,69 - 99,95]
11	**3,11** [1,67 - 5,27]	**99,52** [98,62 - 99,90]	**3,11** [1,67 - 5,27]	**99,52** [98,62 - 99,90]
12	3,12 [1,62 - 5,39]	99,55 [98,69 - 99,90]	3,38 [1,81 - 5,71]	99,55 [98,69 - 99,90]
13	3,64 [1,89 - 6,28]	99,44 [98,59 - 99,84]	3,64 [1,89 - 6,28]	99,44 [98,59 - 99,84]
14	3,90 [1,96 - 6,87]	99,35 [98,49 - 99,78]	4,25 [2,21 - 7,31]	99,48 [98,67 - 99,85]
15	4,31 [2,17 - 7,58]	99,37 [98,54 - 99,79]	4,31 [2,17 - 7,58]	99,37 [98,54 - 99,79]

Probabilité pré-test (prévalence à priori) = 1%

RV + = 3,1

Probabilité post-test positive (VPP) = 3,11%

RV - = 0,34

Probabilité post-test négative (1 – VPN)= 0,48%

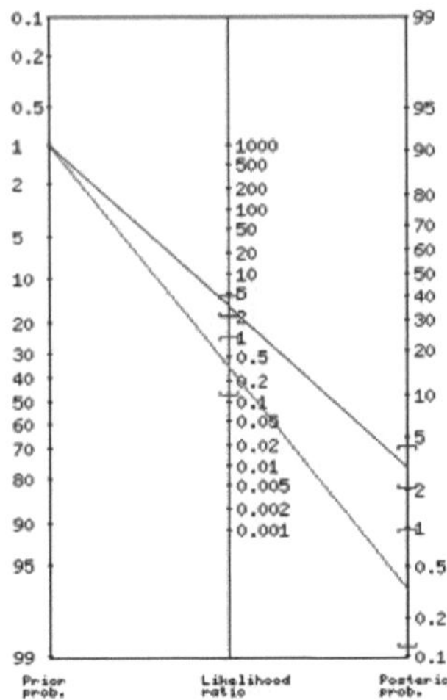

Probabilidade pré-teste (prevalência a priori) = 1%
RV + = 3,1
Probabilidade de pós-teste positivo (VPP) = 3,11%.
RV - = 0,34
Probabilidade pós-teste negativa (1 - VPN)= 0,48%

Figura 16: Valor preditivo positivo (VPP) e valor preditivo negativo (VPN) com base no nomograma de Fagan

Nomograma de Fagan para o valor limiar de induração da prova tuberculínica superior ou igual a 11 mm, em função da idade, do sexo e da localização.

I.9.4. 4. Resumo dos resultados

- O limiar de 11 mm para o diâmetro do endurecimento na tuberculina TST foi o limiar discriminatório, independentemente da idade, sexo e localização.
- Para o valor limiar do diâmetro do TST maior ou igual a 11 mm, o rácio de verosimilhança positivo foi igual a 3,1; o rácio de verosimilhança negativo foi igual a 0,34; a área sob a curva ROC foi de 0,789, o que corresponde a um poder discriminatório moderado para este teste.
- Os valores preditivos calculados com base no teorema de Bayes e estabelecidos com base no nomograma de Fagan são comparáveis e válidos apenas para os indivíduos que consultam um pneumologista.

IV DISCUSSÃO

A prova tuberculínica ou TST é útil tanto para o diagnóstico como para o rastreio da infeção por tuberculose e para o estudo da reação de hipersensibilidade retardada induzida pela vacina BCG [40].

É um teste mensurável e válido, e o seu limiar de positividade é um critério para julgar se o teste é negativo ou positivo. No entanto, o mero conhecimento da sensibilidade e da especificidade do teste tuberculínico obtido para um determinado limiar de utilização é insuficiente para descrever o poder discriminatório deste instrumento, que é definido pela sua capacidade de distinguir entre indivíduos doentes e não doentes em comparação com o teste padrão-ouro ou de referência [24].

Os resultados da prova tuberculínica são quantitativos. Neste caso, o resultado é formulado sob a forma de dados numéricos, que são o resultado da leitura do diâmetro do endurecimento da prova tuberculínica. Por conseguinte, é necessário estabelecer um limiar a partir do qual este resultado é considerado positivo. A determinação deste limiar não é fácil. Se for demasiado baixo, muitas pessoas saudáveis serão consideradas doentes, dando origem a muitos falsos positivos. Por outro lado, se o limiar for demasiado elevado, muitas pessoas doentes serão consideradas saudáveis, dando origem a muitos falsos negativos. Assim, para cada limiar fixo, um teste quantitativo terá uma sensibilidade e uma especificidade diferentes [24, 28, 29].

Para determinar o limiar ótimo com a melhor combinação {sensibilidade, especificidade}, é utilizada a chamada curva ROC (Receiver Operating Characteristic). Esta curva é uma representação gráfica da relação entre a sensibilidade e a especificidade [31].

A informação contida na curva ROC pode ser resumida num índice quantitativo simples: a Área Sob a Curva (AUC), que tem a agradável propriedade de resumir o desempenho para todos os limiares de discriminação possíveis.

As duas caraterísticas, sensibilidade e especificidade, são intrínsecas ao teste e não estão relacionadas com a população. Por conseguinte, não dão resposta a uma questão importante para o médico e o doente: qual é a probabilidade de estar doente na presença de um teste positivo (ou qual é a probabilidade de não estar doente na presença de um teste negativo) [37].

Os rácios de verosimilhança e os valores preditivos positivos e negativos são, neste caso, índices mais adequados para avaliar a contribuição diagnóstica de um resultado positivo ou negativo da tuberculina na prova tuberculínica. Estes valores preditivos dependem muito da frequência da doença (ou prevalência) na população estudada [24].

er Neste estudo, propusemo-nos, portanto, avaliar o desempenho da tuberculina TST através de um estudo de caso-controlo multicêntrico durante o período de 1 de junho de 2014 a 30 de novembro de 2014.

Os objectivos deste trabalho foram:

- identificar limiares discriminantes para a prova tuberculínica em adultos com idades compreendidas entre os 18 e os 55 anos, utilizando o método da curva ROC em situações de diagnóstico,
- determinar os rácios de verosimilhança (positivo e negativo) deste teste,
- determinar valores preditivos positivos e negativos com base num nível de prevalência predefinido.

IV.1. Métodos de amostragem

No nosso estudo, trabalhámos com duas amostras distintas: um grupo de 339 doentes com tuberculose e um grupo de 714 controlos sem tuberculose.

Os doentes com tuberculose confirmada foram recrutados em 11 clínicas anti-tuberculose (Ariana - Tunes - Sfax - Gafsa - Ben Arous - Bizerte - Sousse - Kairouan - Sidi Bouzid - Kasserine - Tataouine), no momento da primeira administração do tratamento anti-tuberculose no DAT. As testemunhas sem tuberculose, com a mesma distribuição por género, foram recolhidas nos centros de saúde básicos e/ou nos hospitais distritais.

Em ambos os grupos, os indivíduos recrutados tinham idades compreendidas entre os 18 e os 55 anos. A escolha desta faixa etária reduz o risco de interpretação incorrecta da prova tuberculínica. Estes seriam causados por vacinação BCG prévia com menos de 5 anos (para crianças) e por imunodeficiência (para indivíduos idosos) [41].
A exclusão de crianças e de indivíduos com mais de 55 anos do nosso estudo reduz o número de falsos positivos e falsos negativos.
®Num estudo realizado por Lee et al na Coreia do Sul [42], o objetivo era comparar dois testes Quantiferon disponíveis comercialmente: QuantiFERON TB-Gold e T-SPOT.®TB (os testes Quantiferon são uma alternativa à tuberculina TST para o diagnóstico da infeção tuberculosa latente, detectando a libertação de interferão γ [43]), foram recrutados 218 indivíduos de um hospital universitário na Coreia do Sul entre julho de 2004 e junho de 2005. Foram divididos em dois grupos: 87 com tuberculose ativa e 131 com um baixo risco de desenvolver tuberculose (indivíduos saudáveis, indivíduos corretamente vacinados, estudantes com radiografias normais e sem história de tuberculose). Os métodos de amostragem utilizados foram consistentes com os utilizados no nosso estudo (estudo caso-controlo). No entanto, a amostra selecionada foi menor do que a do nosso estudo (218 indivíduos para os dois grupos versus 1053 indivíduos no nosso estudo). A idade dos indivíduos variou entre os 15 e os 80 anos, apesar de um perfil vacinal semelhante ao do nosso país.
No estudo marroquino realizado por Nayme et al [44], cujo objetivo era determinar um limiar de positividade do TSA tuberculínico acima do qual a probabilidade de infeção ou doença por tuberculose é elevada, foram realizados testes tuberculínicos em 174 doentes com tuberculose confirmada e 205 indivíduos de controlo recolhidos no hospital Moulay Youssef do centro hospitalar universitário "Ibn Sina" em Rabat. Os métodos de amostragem foram coerentes com os utilizados no nosso estudo, nomeadamente na escolha dos grupos de casos e de controlo. No entanto, a dimensão da amostra selecionada foi inferior à do nosso estudo (379 indivíduos para os dois grupos contra 1053 indivíduos no nosso estudo).
Num estudo japonês conduzido por Mori et al [45], o objetivo era demonstrar o valor de um teste Quantiferon utilizando os antigénios CFP-10 (Fator P do Complemento) e ESAT-6 (Alvo Antigénico Secretor Precoce produzido por *myobacterium tuberculosis*) no diagnóstico da tuberculose em indivíduos vacinados, A amostra do estudo era constituída por 216 enfermeiros estagiários sem risco identificado de tuberculose recrutados em diferentes universidades e 152 indivíduos suspeitos de terem tuberculose que tinham recebido tratamento anti-tuberculose durante menos de uma semana recrutados em diferentes hospitais. Este foi um estudo caso-controlo semelhante ao nosso estudo, realizado durante 4 meses, de julho a outubro de 2002. No entanto, o tamanho da amostra era pequeno em comparação com o nosso estudo (368 indivíduos para ambos os grupos versus 1053 indivíduos no nosso estudo).
®Em Espanha, Altet et al [46] selecionaram uma amostra de 1335 indivíduos que eram contactos próximos de 103 doentes com tuberculose declarados entre 2007 e 2009 e que tinham sido expostos à tuberculose durante, pelo menos, 6 horas por semana num estudo prospetivo de 4 anos concebido para comparar o valor do QuantiFERON TB-Gold e da tuberculina TST na previsão da doença tuberculosa. Estes indivíduos foram submetidos a um teste de tuberculina durante a sua primeira visita, tendo sido seguidos durante 4 anos e imediatamente tratados se houvesse suspeita de tuberculose durante este período.
Diel et al [47] efectuaram um estudo prospetivo de 2 anos na Alemanha. O objetivo do estudo era comparar os resultados do QuantiFERON TB-Gold® e da tuberculina TST no diagnóstico da tuberculose. A amostra do estudo consistiu em 601 contactos próximos de indivíduos com tuberculose declarada entre maio de 2005 e abril de 2006. Estes indivíduos foram submetidos à prova da tuberculina durante as primeiras 8 semanas, após o que a evolução da doença foi monitorizada durante 2 anos.
Este método de amostragem, baseado na recolha prospetiva de dados, parece ser mais eficaz do

que o nosso, permitindo um melhor controlo dos vieses e dos factores de risco através do acompanhamento contínuo dos indivíduos. No entanto, esta abordagem prospetiva depende das infra-estruturas do país, do seu grau de desenvolvimento e do nível de escolaridade dos indivíduos estudados, o que tornaria difícil a utilização de uma amostra tão grande no nosso país.
®No estudo dinamarquês conduzido por Brock et al [48], cujo objetivo era comparar o desempenho da tuberculina TST e do QuantiFERON TB-Gold na deteção da tuberculose latente, a amostra consistiu em 125 estudantes dinamarqueses que eram contactos de um doente com tuberculose declarada. Os estudantes foram divididos em dois grupos, de acordo com o grau de exposição ao doente: 85 indivíduos recrutados eram contactos próximos do doente índice (colegas da mesma turma ou contactos que viviam com ele na mesma casa) e 40 indivíduos recrutados eram estudantes de duas outras turmas da mesma escola que não eram próximos do doente índice. Neste estudo, foi tida em conta a influência da vacinação na interpretação da tuberculina TST (todos os indivíduos recrutados não estavam vacinados).

IV.2 Caraterísticas descritivas dos inquiridos

IV.2.1. Caraterísticas de acordo com a idade, a proporção entre os sexos e a presença ou ausência de cicatrizes de BCG

A idade média dos doentes era de 38,3 anos (desvio-padrão: 11,8) com extremos que variavam entre os 18 e os 55 anos. A idade média dos controlos era de 33,6 anos (desvio padrão: 11) com extremos que variavam entre os 18 e os 55 anos. Entre os doentes, o grupo etário típico foi o dos 50-55 anos (25,9%). A proporção entre os sexos foi de 0,87 nos doentes e de 0,99 nos controlos. As cicatrizes de BCG estavam presentes em 83,8% dos doentes com TB e em todos os controlos. O número médio de pessoas por divisão na habitação era de 1,6 (desvio padrão: 0,6), com extremos que variavam entre 0,4 e 4 no grupo de doentes, e de 1,5 (desvio padrão: 0,7), com extremos que variavam entre 0,25 e 6 no grupo de controlo.
erNa Argélia, Amiri et al [49] realizaram um estudo retrospetivo descritivo de 1 de janeiro de 2011 a 31 de dezembro de 2015 no hospital universitário de Annaba. A idade média dos doentes era de 39,05 anos (desvio-padrão: 16,74 anos) com extremos que variavam entre 2 anos e 90 anos. A proporção entre os sexos foi de 2. Este resultado é consistente com o nosso estudo no que respeita à idade média dos doentes.
No estudo francês de Delphine A e Che D [50], a idade média dos casos registados em 2008 foi de 45 anos. Entre os doentes, a faixa etária média era de 40-59 anos (27,6%). O rácio entre os sexos dos doentes foi de 1,51. Isto é consistente com o nosso estudo em termos do grupo etário modal dos doentes.
Na China, de acordo com os relatórios da OMS [51], o grupo etário com mais de 65 anos foi o mais representado entre os doentes, com um rácio M/F de 2,1. Esta diferença encontrada no nosso estudo pode ser explicada por uma melhor higiene de vida neste país, mas também por razões demográficas (envelhecimento da população na China).
erNo estudo do Mali realizado por Rachidatou SH [52], cujo objetivo era estudar o diâmetro do teste tuberculínico em doentes co-infectados com VIH (vírus da imunodeficiência humana) e BK (bacilo de Koch), foram recrutados 41 indivíduos co-infectados com tuberculose e VIH no maior hospital do país, de 1 de fevereiro de 2006 a 28 de fevereiro de 2007. A cicatriz de BCG estava presente em 63% dos indivíduos. Esta diferença em relação ao resultado encontrado no nosso estudo pode ser explicada pela inadequação dos programas de vacinação nos países da África Central.
Na Coreia do Sul, Lee et al [42] verificaram que 80,7% dos doentes e dos controlos tinham cicatrizes de BCG. Este resultado é semelhante ao encontrado no nosso estudo.
No estudo alemão de Diel et al [53], cujo objetivo era estudar a concordância entre o teste tuberculínico TST e o ELISPOT® (Enzyme-Linked ImmunoSpot), um teste imunológico que detecta a infeção tuberculosa latente através da medição da resposta ao interferão γ, de uma forma

equivalente ao teste T-SPOT.TB® [43]), na deteção de tuberculose latente, foram recrutados 369 indivíduos de uma academia de polícia, divididos em dois grupos de acordo com o seu grau de exposição a um doente com tuberculose declarada: 36 contactos próximos e 333 contactos ocasionais. A cicatriz de BCG foi encontrada em 42,8% de todos os indivíduos de contacto. Esta diferença em relação ao resultado do nosso estudo pode ser explicada pelo facto de a população alemã estudada ser heterogénea, incluindo vários indivíduos não nativos (287 indivíduos nasceram na Alemanha Ocidental, 74 nasceram na Alemanha Oriental e 8 nasceram no estrangeiro).

IV.2.2. Caraterísticas de acordo com a localização da tuberculose e o diâmetro de endurecimento da tuberculina TST

De acordo com a localização, verificámos que a forma linfonodal representava 53,3% de todos os doentes com tuberculose, seguida das formas pulmonar (35,7%) e pleural (5,6%). Este resultado difere dos encontrados em França [50] e na Argélia [49], onde a forma pulmonar representava 70,4% e 83,2%, respetivamente, de todos os doentes com tuberculose. De facto, o aumento das formas extra-pulmonares e, em particular, da forma ganglionar, na Tunísia, pode ser explicado pelo facto de metade dos casos serem devidos ao *Mycobacterium bovis* e por medidas inadequadas para combater a tuberculose animal, uma doença endémica na nossa população [1].

O diâmetro médio do endurecimento da tuberculina DST foi de 13,7 mm (desvio padrão: 0,7), com extremos que variaram de 0 a 30 mm nos doentes. Nos controlos, o diâmetro médio do endurecimento da tuberculina DST foi de 6,2 mm (desvio padrão: 6,4), com extremos que variaram entre 0 e 28 mm. $^{-6}$A diferença foi estatisticamente significativa (p = 10). No grupo de doentes, as duas classes modais de diâmetro de endurecimento foram 10-14 mm e 15-19 mm (28,6% e 28,6%, respetivamente). No grupo de controlo, foi de 0-4 mm (45,2%).

No estudo alemão de Diel et al [53], o diâmetro médio do endurecimento foi de 13,8 mm (desvio padrão: 6,7) em indivíduos vacinados e 16,2 mm (desvio padrão: 8) em indivíduos não vacinados. Este resultado é semelhante ao encontrado no nosso estudo.

Arrad B [54] descobriu que 6% das crianças com tuberculose tinham um diâmetro de endurecimento entre 0 e 5 mm; 37,5% tinham um diâmetro de endurecimento superior a 10 mm, enquanto 55% dos testes tuberculínicos não foram efectuados ou não foram lidos. Esta diferença em relação ao nosso estudo pode ser explicada pelo facto de a população estudada em Marrocos ser constituída por crianças, nas quais os diâmetros de endurecimento eram menores.

No Mali, Rachiatou SH [52] descobriu que 4,9% dos doentes com tuberculose tinham um diâmetro de endurecimento entre 0 e 5 mm e 2,4% tinham um diâmetro de endurecimento superior a 10 mm. A anergia à tuberculina foi encontrada em 88% dos restantes doentes. A diferença com os nossos resultados é explicada pelas deficiências imunitárias (indivíduos co-infectados com tuberculose e infeção por VIH) na origem da anergia tuberculínica observada.

IV.3 Estimativa dos índices que descrevem o valor intrínseco de um teste: sensibilidade, especificidade e índice de Youden

A sensibilidade e a especificidade são dois índices da validade interna de um teste, uma vez que não dependem da prevalência [24]. Determinam a capacidade da prova tuberculínica para distinguir entre indivíduos doentes e não doentes. Um teste sensível é muito informativo quando o seu resultado é negativo, porque permite ao médico excluir a doença. Um teste específico é altamente informativo quando o resultado é positivo, uma vez que permite confirmar uma hipótese de diagnóstico [21].

No entanto, dado que os resultados eram quantitativos, foi necessário definir um limiar para classificar os resultados do teste como positivos ou negativos. No caso do teste tuberculínico, o limiar escolhido correspondeu ao diâmetro do endurecimento. O cálculo de diferentes valores de sensibilidade e especificidade para diferentes diâmetros de endurecimento implicou, portanto, necessariamente, erros de classificação (falsos positivos e falsos negativos). A diminuição do diâmetro da enduração conduz a um aumento da sensibilidade (por redução dos falsos negativos), enquanto que o seu aumento conduz a um aumento da especificidade (por redução dos falsos positivos). A sensibilidade e a especificidade variaram em direcções opostas [34]. Isto explica as limitações da sensibilidade e da especificidade na determinação do melhor limiar de positividade da prova tuberculínica no diagnóstico ou no rastreio da tuberculose. A escolha do ponto de corte de um teste depende do seu objetivo. Se o objetivo do teste é detetar a doença, é importante não deixar escapar nenhum caso da doença; o limiar de positividade é, portanto, deslocado para valores normais, a fim de reduzir os falsos negativos e aumentar a sensibilidade. Se o objetivo do teste é identificar uma doença cujo diagnóstico tem consequências graves (terapêuticas, prognósticas, psicológicas), é importante confirmar o diagnóstico com certeza; o limiar de positividade é, portanto, deslocado para valores patológicos, a fim de reduzir os falsos positivos e aumentar a especificidade [23].

Os dois índices, sensibilidade (Se) e especificidade (Sp), são limitados pelo facto de serem intrínsecos ao teste e não estarem relacionados com a população [14]. Na prática, o clínico é mais frequentemente confrontado com o resultado do teste do que com o estado do sujeito como doente ou não doente. Por conseguinte, não poderá tirar conclusões sobre o desempenho do teste com base nestas noções simples de sensibilidade e especificidade.

A partir da sensibilidade e da especificidade, podem ser calculados outros índices de validade da prova tuberculínica. Estes incluem o índice de Youden e os rácios de verosimilhança. O índice de Youden [16] é um índice sintético simples que varia entre -1 e 1 e tem um valor de orientação diagnóstica. Assim, um índice igual a 0 indica um teste que não tem valor diagnóstico. Se o índice for igual a 1, o teste terá um valor máximo de diagnóstico. No entanto, o índice de Youden não tem em conta a diferença entre os valores de sensibilidade e especificidade. Se quisermos comparar dois testes, o primeiro com uma sensibilidade de 90% e uma especificidade de 40% e o segundo com uma sensibilidade de 60% e uma especificidade de 70%, os dois testes terão o mesmo índice de Youden. Se nos referirmos a este índice para comparar o desempenho destes dois testes, concluir-se-á erradamente que os dois testes têm a mesma validade. Por conseguinte, a utilização deste índice deixou de ser recomendada aquando do estudo da validade dos testes de diagnóstico [55].

No nosso estudo, em termos globais, tendo em conta a idade, o sexo e a localização, verificámos que, para os valores de corte de TST > 5, 6 e 7 mm, não houve um ganho significativo na sensibilidade (os intervalos de confiança sobrepuseram-se). Também não se registou um aumento significativo da sensibilidade quando se comparou o valor de corte da TSA > 7 mm com o valor de corte > 10 mm. Para um valor de corte > 10 mm, a sensibilidade foi de 79,4% [IC 95%: 74,7 - 83,3] e a especificidade foi de 67,6% [IC 95%: 64,1 - 70,9]. Para um valor de limiar > 11 mm, a sensibilidade foi de 73,7% [IC 95%: 68,8 - 78,1] e a especificidade de 76,6% [IC 95%: 73,3 - 79,5]. O ponto de corte > 10 mm foi significativamente menos específico do que o ponto de corte > 11 mm (os intervalos de confiança não se sobrepuseram), mas não foi significativamente mais sensível. Ao comparar o valor de corte do TST > 11 mm com o valor de corte > 12 mm, não se registou um ganho significativo na sensibilidade: [IC 95%: 68,8 - 78,1] versus [IC 95%: 64,2 - 73,9] (os intervalos de confiança sobrepuseram-se), nem na especificidade: [IC 95%: 73,3 - 79,5] versus [IC 95%: 76 - 81,9] (os intervalos de confiança sobrepuseram-se).

O valor de limiar para o diâmetro do DST > 10 mm é, por conseguinte, pior do que o valor de limiar > 11 mm. O limiar mais discriminativo para o diâmetro do endurecimento da DST, associado à melhor combinação de sensibilidade (73,7%) e especificidade (76,6%), foi de 11 mm com um índice de Youden de 0,503. De seguida, dividimos os indivíduos em dois grupos etários: os que tinham menos de 35 anos e os que tinham 35 anos ou mais (idade média de todos os indivíduos). Para os indivíduos com menos de 35 anos, o valor limite para o diâmetro do endurecimento do TST, associado à melhor relação de sensibilidade (79,1%) e especificidade (79,8%), foi de 11 mm com um índice de Youden de 0,589.

Para os indivíduos com idade igual ou superior a 35 anos, o valor limite para o diâmetro do

endurecimento do TST, associado à melhor relação de sensibilidade (70,2%) e especificidade (71,3%), foi de 11 mm com um índice de Youden de 0,415.
Dependendo da localização da tuberculose, verificámos que o valor limite para o diâmetro do endurecimento da TST associado ao melhor par {sensibilidade, especificidade} foi de 11 mm tanto para a localização pulmonar (Se=70,2%; Sp=76,6%) como para a localização linfonodal (Se=77,8%; Sp=76,6%).
No estudo espanhol efectuado por Altet et al [46], que envolveu indivíduos vacinados, para um limiar de TST > 5 mm, a sensibilidade foi de 100% e a especificidade de 12%. Para um limiar de TST tuberculínico >10 mm, a sensibilidade foi de 92% e a especificidade de 26%. Para um limiar de tuberculina TST > 15 mm, a sensibilidade foi de 75% e a especificidade de 68%. O resultado é, portanto, semelhante ao encontrado no nosso estudo.
Na Coreia do Sul, Lee et al [42] encontraram uma sensibilidade igual a 73,6% e uma especificidade igual a 66,4% para um limiar > 5 mm. Para um limiar > 10 mm, a sensibilidade foi de 66,7% e a especificidade de 78,6%. Para um limiar > 15 mm, a sensibilidade foi de 43,7% e a especificidade de 95,4%. Este resultado é coerente com os resultados do nosso estudo.
Na Dinamarca, no estudo realizado por Brock et al. em indivíduos não vacinados [48], para um limiar de tuberculina TST > 10 mm, a sensibilidade foi de 55,5% em contactos próximos de doentes com tuberculose e a especificidade foi de 90% em contactos distantes de doentes com tuberculose.
Nos Países Baixos, Arend et al [56] recrutaram 469 clientes de supermercado de forma aleatória na altura da administração da tuberculina TST e 316 com um diâmetro de induração da tuberculina TST superior a 1 mm na altura da leitura da TST. Todos os indivíduos não estavam vacinados. ®®O objetivo do estudo foi comparar os resultados da tuberculina TST, do QuantiFERON TB-Gold in Tube e do T-SPOT.TB no diagnóstico da tuberculose em indivíduos não vacinados. Para um limiar de TST > 10 mm, a sensibilidade foi de 21,4% e a especificidade de 72% em indivíduos com menos de 35 anos. Nos indivíduos com idade igual ou superior a 55 anos, a sensibilidade foi de 20,1% e a especificidade de 84,9%. Para um limiar de TST > 15 mm, a sensibilidade foi de 18,4% e a especificidade de 72,2% em indivíduos com menos de 35 anos. Nos indivíduos com idade igual ou superior a 55 anos, a sensibilidade foi de 24,5% e a especificidade de 75,3%.
A diferença entre os dois estudos anteriores e os nossos resultados pode ser atribuída à vacinação. De facto, a reatividade cruzada do teste tuberculínico com antigénios de outras micobactérias não tuberculosas e com o antigénio utilizado na vacina BCG gera falsos positivos, levando a um falso aumento da sensibilidade e a uma diminuição da especificidade [57, 58].
®Na Turquia, no estudo realizado por Simsek et al [59], cujo objetivo era comparar a tuberculina TST e o T-SPOT.TB no diagnóstico da tuberculose latente e ativa, foram recrutados 136 indivíduos, divididos em 3 grupos: 47 doentes com tuberculose, 47 indivíduos saudáveis e 42 profissionais de saúde com contacto próximo com doentes com tuberculose. A sensibilidade foi de 83,3% e a especificidade de 95,7% para ambos os limiares. Esta diferença em relação aos resultados observados no nosso estudo pode também ser explicada pela vacinação. De facto, os diâmetros de endurecimento entre 6 e 14 mm na prova tuberculínica foram atribuídos à vacina BCG. Para a interpretação da prova tuberculínica, consideraram um limiar > 10 mm para os indivíduos não vacinados e um limiar > 15 mm para os indivíduos vacinados.
No estudo marroquino efectuado por Arrad B [54], para um limiar de positividade de 5 mm, a sensibilidade foi de 86,5% e a especificidade de 88,3%. Para um limiar de positividade de 10 mm, a sensibilidade foi de 84,3% e a especificidade de 93,5%. Para um limiar de positividade de 15 mm, a sensibilidade foi de 68,5% e a especificidade de 97,7%. Esta diferença em relação ao resultado encontrado no nosso estudo deve-se provavelmente à intervenção de vários factores, tais como a habitação, o tipo de agregado familiar, a pobreza e o contágio da tuberculose, que demonstraram ter uma relação estatisticamente significativa com a positividade da prova tuberculínica.
Pai et al [60], num estudo publicado em 2008, compararam os diferentes valores de sensibilidade

e especificidade da prova tuberculínica de TNT encontrados em 38 artigos de todo o mundo. Independentemente do facto de o indivíduo ter sido vacinado ou não, a sensibilidade média foi de 77% [IC 95%: 71 - 82]. A especificidade média foi de 97% [IC 95%: 95 - 99] no grupo não vacinado, em comparação com 59% [IC 95%: 46 - 73] no grupo vacinado. Os limiares considerados foram de 5 e 10 mm, respetivamente, consoante o estudo. Os resultados encontrados no nosso estudo são consistentes com os valores médios calculados a nível mundial.

IV.4 Estimativa dos rácios de verosimilhança

Os rácios de verosimilhança são índices de validade utilizados para descrever o desempenho de um teste de diagnóstico. Combinam a informação contida nos índices de sensibilidade e especificidade. Por conseguinte, são independentes da prevalência da doença na população [61]. Os rácios de verosimilhança expressam o número de vezes que um resultado de um teste tem mais ou menos probabilidades de ser encontrado em doentes em comparação com não doentes [61].
O rácio de verosimilhança positivo (LR+) representa a probabilidade de obter um teste positivo em doentes com a doença, em comparação com a probabilidade de obter um teste positivo em doentes saudáveis [18]. Na prática clínica, assume valores no intervalo [1; +o>]. Quantifica o benefício diagnóstico de um resultado de teste positivo. Quanto mais elevado for o rácio de verosimilhança positivo, maior é a probabilidade de o doente ter a doença [23]. Em geral, um RL positivo > 10 é fiável e indica que um resultado positivo do teste contribui significativamente para o diagnóstico [24].
O rácio de verosimilhança negativo (LR -) representa a probabilidade de obter um teste negativo em doentes com a doença, em comparação com a probabilidade de obter um teste negativo em doentes saudáveis [18]. Toma os seus valores no intervalo [0 - 1]. Quantifica o benefício diagnóstico de um resultado de teste negativo. Quanto mais próximo de 1 for o rácio de verosimilhança negativo, menor é a probabilidade de um doente ter a doença [23]. Em geral, um RL negativo < 0,1 é fiável e indica que um resultado de teste negativo contribui significativamente para o diagnóstico [24].
Os rácios de probabilidade são bons indicadores do valor de diagnóstico de um teste. São mais úteis para a tomada de decisões clínicas do que a sensibilidade e a especificidade. Permitem que a contribuição de um resultado de teste positivo (LR+) ou negativo (LR-) seja resumida num único número [61].
São mais úteis na tomada de decisões clínicas do que os valores preditivos porque são independentes da prevalência e os resultados encontrados podem ser transponíveis de uma população para outra [24].
Além disso, os rácios de verosimilhança podem ser utilizados de forma fácil e rápida para determinar a probabilidade positiva ou negativa da doença após o teste a partir da probabilidade a priori (prevalência da doença), utilizando graficamente o nomograma de Fagan [24, 36].
No entanto, estes rácios de verosimilhança têm algumas limitações. A sua utilização de rotina é limitada pelo facto de raramente serem utilizados pelos profissionais, uma vez que os valores destes rácios raramente são comunicados em estudos epidemiológicos que avaliam o desempenho dos testes de diagnóstico [38].
No nosso estudo, considerando a idade, o sexo e a localização em conjunto, encontrámos um rácio de verosimilhança positivo de 3,1 e um rácio de verosimilhança negativo de 0,34 para um limiar de tuberculina TST > 11 mm. Para um limiar de TST > 5 mm, o rácio de probabilidade positivo foi de 1,6 e o rácio de probabilidade negativo foi de 0,27. Para um limiar de TST > 15 mm, o rácio de verosimilhança positivo foi de 2,4 e o rácio de verosimilhança negativo foi de 0,3.
No estudo espanhol de Altet et al [46], para um limiar de TST > 5 mm, o rácio de verosimilhança positivo foi de 1,13 e o rácio de verosimilhança negativo foi de 0. Para um limiar de TST > 10 mm, o rácio de verosimilhança positivo foi de 1,24 e o rácio de verosimilhança negativo foi de 0,32. Para um limiar de TST >15 mm, o rácio de probabilidade positivo foi de 2,35 e o rácio de

probabilidade negativo foi de 0,37. Este resultado é consistente com o encontrado no nosso estudo. Na ausência de resultados relativos aos rácios de verosimilhança nos estudos seguintes [42, 48, 54, 59], tomámos a liberdade de calcular estes índices com base na sensibilidade e especificidade para um limiar de tuberculina na prova tuberculínica > 10 mm (tabela X).

Quadro X: Rácios de verosimilhança positivos e negativos em diferentes países calculados a partir da sensibilidade e da especificidade para um limiar de tuberculina TST > 10 mm.

País	Rácio de verosimilhança positivo (LR +)	Rácio de verosimilhança negativo (LR -)
Dinamarca [48]	5,5	0,5
Turquia [59]	19,37	0,17
Marrocos [54]	7,39	0,15
Coreia do Sul [42]	3,11	0,42
Espanha [46]	1,24	0,32
O nosso estudo	**2,4**	**0,3**

Dado que o cálculo dos rácios de verosimilhança deriva diretamente da sensibilidade e da especificidade, a diferença e a semelhança entre os resultados podem ser explicadas pelas mesmas razões acima mencionadas. De facto, a diferença nos resultados encontrados na Turquia e na Dinamarca em comparação com os resultados encontrados no nosso estudo pode ser atribuída à vacinação. A intervenção de vários factores, como o habitat, o tipo de agregado familiar, a precariedade e o contágio da tuberculose, pode explicar a diferença entre o resultado encontrado em Marrocos e o resultado do nosso estudo. Os resultados encontrados em Espanha e na Coreia do Sul são consistentes com os resultados do nosso estudo.

IV.5. Utilização da curva ROC e estimativa da área sob a curva (AUC)

IV.5.1. Utilização da curva ROC

Para otimizar a escolha do limiar de positividade da prova tuberculínica, utilizámos a curva ROC e o cálculo da área correspondente sob a curva para medir o desempenho global da prova tuberculínica.

A curva ROC foi desenvolvida durante a Segunda Guerra Mundial por técnicos de radar para distinguir entre um sinal do inimigo e um simples artefacto [9]. Trata-se de uma representação gráfica da relação entre sensibilidade e especificidade para todos os valores de limiar possíveis. É utilizada para determinar o melhor limiar de discriminação com a melhor relação sensibilidade-especificidade quando o teste é quantitativo [31, 37].

A curva ROC tem várias vantagens [24, 25, 30, 34]:

- É simples e fácil de compreender graficamente;
- tem em conta todos os valores do teste;
- não depende da prevalência da doença na população estudada, uma vez que se baseia na sensibilidade e na especificidade, ambas independentes da prevalência;
- os resultados fornecidos por esta curva são válidos mesmo que a amostra estudada não seja representativa;
- permite-nos definir um limiar ótimo que discrimina a população de doentes da população de não doentes.

Para escolher o melhor limiar discriminante, podem ser utilizados dois métodos baseados na construção da curva ROC. Este método consiste em calcular o quadrado da distância (d) que separa o ponto (0,1) da curva situado no vértice do canto superior esquerdo de qualquer ponto da curva (valor de limiar possível). [22]Escrevemos: d = (1 - sensibilidade) * (1 - especificidade)^2

[2]O limiar ótimo é aquele que tem o valor mais baixo. O limiar ótimo também corresponde ao ponto

da curva ROC mais afastado da linha de probabilidade ou da diagonal (Figura 27) [25, 30].

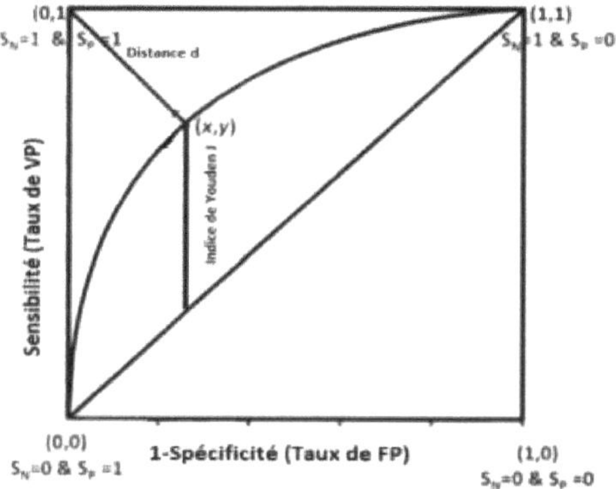

Figura 27: Exemplo de determinação do melhor limiar discriminante utilizando a curva ROC.

A curva ROC tem também a vantagem de permitir a comparação visual direta de dois ou mais testes na mesma escala [62].

A figura 28 mostra duas curvas ROC (A e B) correspondentes a dois ensaios A e B, respetivamente. A curva A está mais próxima do canto superior esquerdo e, por conseguinte, tem um limiar ótimo melhor do que a curva B. Por conseguinte, podemos concluir que o teste A tem um melhor desempenho do que o teste B.

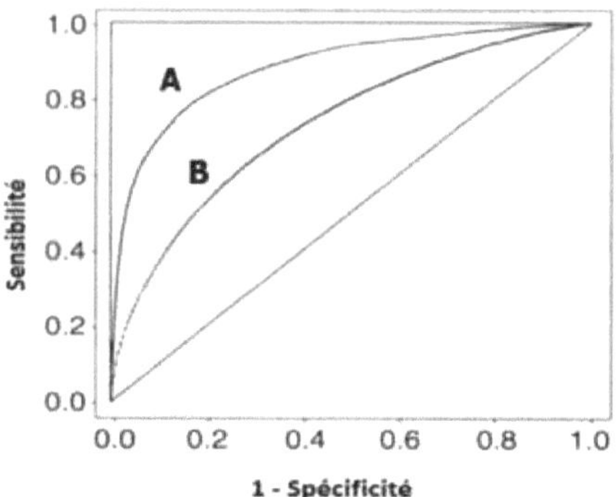

Figura 28: Exemplo de duas curvas ROC A e B.

IV.5.2 Estimativa da área sob a curva ROC (AUC)

Após a construção das curvas ROC, calculámos as áreas correspondentes sob a curva (AUC) e os respectivos intervalos de confiança. Em seguida, determinámos o nível de significância p, comparando cada AUC com 0,5. A área sob a curva é uma medida eficaz e combinada de sensibilidade e especificidade que determina a validade de um teste de diagnóstico. Varia entre 0 e 1 [30].

As suas vantagens [25] incluem:

- a sua capacidade de avaliar o poder discriminatório de um teste em diferentes situações;
- a sua capacidade de comparar diferentes curvas ROC correspondentes a vários testes de

diagnóstico: comparando a área sob a curva de cada um deles, o teste com o valor AUC mais elevado é o que apresenta o melhor desempenho de diagnóstico entre esses testes.

No entanto, a medição da área sob a curva pode ter certas limitações:

- A igualdade entre a área sob a curva de dois testes implica que estes têm o mesmo desempenho diagnóstico, mas não implica necessariamente que as curvas ROC dos dois testes sejam idênticas [26]. Esta situação é ilustrada na figura 29.

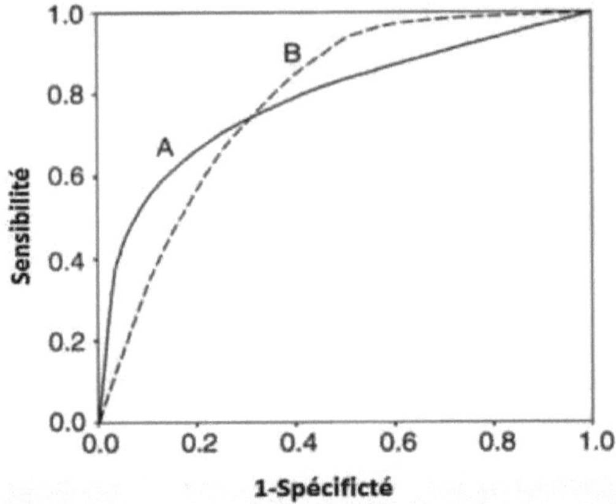

Figura 29: Exemplo de uma comparação de duas curvas ROC, A e B, que mostram a mesma área sob a curva mas uma representação gráfica diferente.

O teste B é melhor do que o teste A em termos de sensibilidade, enquanto o teste A é melhor em termos de especificidade. Por conseguinte, o teste B é escolhido para efeitos de despistagem (porque tem a melhor sensibilidade) e o teste A para efeitos de diagnóstico (porque tem a melhor especificidade) [26].

- O cálculo da área sob a curva é complicado tanto para formas paramétricas como não paramétricas. Se a curva for não-paramétrica, pode ser utilizado o método trapezoidal [25, 26] ou o método não-paramétrico de Hanley e Mac Neil em 1982 [33] baseado na estatística não-paramétrica de Mann-Whitney desenvolvida em 1947 [63]. Se a curva for paramétrica, o cálculo é mais complexo e requer a utilização de programas informáticos. No nosso estudo, utilizámos o método não paramétrico de Hanley e Mac Neil. Globalmente, para todas as idades, sexos e localizações combinados, a área sob a curva AUC foi de 0,789 [IC 95%: 0,758 - 0,819; p=0,01]. Para a localização nos pulmões, a área sob a curva ROC foi de 0,778 [IC 95%: 0,733 - 0,822; p = 0,02], enquanto para a localização nos gânglios linfáticos foi de 0,814 [IC 95%: 0,777 - 0,851; p = 0,02].

Utilizando a curva ROC, Nayme et al [44] verificaram que um limiar de 9 mm, com uma sensibilidade de 68% e uma especificidade de 78%, era suficiente para o diagnóstico de infeção por tuberculose, enquanto que um limiar de 13 mm (Se=54%; Sp=90%) era suficiente para o diagnóstico de tuberculose doença. A diferença em relação aos resultados encontrados no nosso estudo deve-se à elevada endemicidade da tuberculose em Marrocos, o que explica os baixos valores de sensibilidade. O limiar de 13 mm foi recomendado, dado o grande número de falsos positivos devido à vacinação BCG e a várias infecções latentes por micobactérias não tuberculosas.

IV.6. Estimativa dos valores preditivos positivos e negativos

Na prática clínica, a situação mais frequente é quando se dispõe de um teste positivo e se pretende saber se o indivíduo está ou não doente. O valor preditivo positivo (VPP) é utilizado para responder a esta questão. Assim, calculámos os valores preditivos positivo e negativo (VPP e VPN) da prova tuberculínica e os seus intervalos de confiança utilizando o teorema de Bayes [35] e o nomograma de Fagan [36].

A prevalência da doença na população estudada é de importância considerável no cálculo dos valores preditivos. De facto, para uma sensibilidade e especificidade fixas, quanto mais elevada for a prevalência da doença, mais o VPP tende para 1 e o VPN para 0. Inversamente, quanto mais baixa for a prevalência, mais o VPP tende para 0 [21].

No nosso estudo, considerámos um nível de prevalência de tuberculose de 1% entre os consultores de pneumologia de três hospitais universitários da Grande Tunes. Isto explica os baixos valores preditivos positivos registados no nosso estudo.

O cálculo dos valores preditivos também permite traçar uma curva que representa o valor da probabilidade pós-teste (equivalente a PPV, se o resultado do teste for positivo, ou 1-PNV, se o resultado do teste for negativo) em função da probabilidade pré-teste (equivalente à prevalência) (Figura 30).

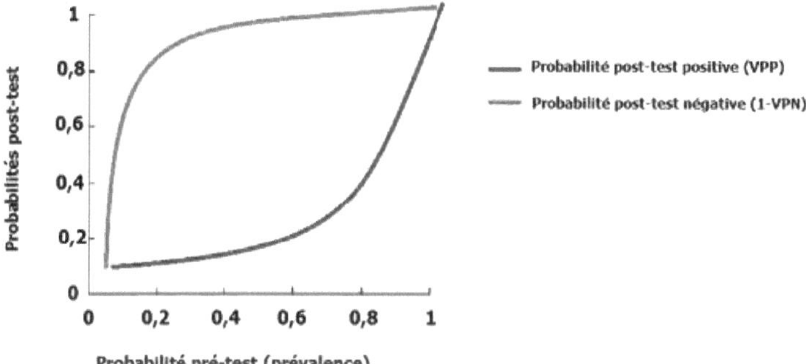

Figura 30: Variação das probabilidades positivas e negativas pós-teste em função da probabilidade pré-teste (prevalência).

Por conseguinte, esta curva mostra, para qualquer valor de prevalência, o ganho de informação proporcionado pelo resultado do teste [18]. Assim, uma prevalência elevada implica uma probabilidade pós-teste positiva (VPP) e negativa (1-VPN) elevada e, por conseguinte, um ganho de informação considerável. Inversamente, uma prevalência baixa implica uma baixa probabilidade positiva e negativa pós-teste e, por conseguinte, um baixo ganho de informação.

No entanto, dada a influência da prevalência, os valores preditivos observados numa população estudada não podem ser transpostos para outra população em que a prevalência da doença seja diferente. Os rácios de verosimilhança, que são independentes da prevalência, são, por isso, cada vez mais utilizados pelos autores [21]. Os rácios de verosimilhança ajudam a extrapolar o desempenho de um teste para um grupo de indivíduos diferente da população em que foi estudado [23].

Para evitar o cálculo de valores preditivos através da aplicação do teorema de Bayes, é possível utilizar o nomograma de Fagan, que fornece as probabilidades pós-teste positivas (VPP) e negativas (1-VNP) diretamente numa escala visual a partir da probabilidade pré-teste (prevalência da doença em estudo) e dos dois rácios de verosimilhança positivos e negativos [36].

Esta ferramenta é muito útil na prática clínica quando a rapidez é mais importante do que a precisão, uma vez que não envolve uma calculadora ou um computador. Em comparação com o teorema de Bayes, pode ser utilizada para determinar o benefício diagnóstico de um resultado positivo ou negativo de um teste simplesmente através da leitura visual do gráfico [38].

No nosso estudo, verificámos que, para o valor de limiar de uma prova tuberculínica de TSA > 5 mm, os valores preditivos positivos e negativos calculados utilizando o teorema de Bayes foram de

1,59% e 99,72%, respetivamente, e os calculados utilizando o nomograma de Fagan foram de 1,7% e 99,72%, respetivamente. Para o valor limiar da tuberculina TST > 10 mm, os valores preditivos positivos e negativos calculados utilizando o teorema de Bayes foram de 2,4% e 99,63%, respetivamente, e os calculados utilizando o nomograma de Fagan foram de 3,11% e 99,63%, respetivamente. Os dois métodos utilizados deram, portanto, resultados de valor preditivo semelhantes.

No estudo espanhol realizado por Altet et al [46], 1335 contactos próximos de indivíduos com tuberculose foram seguidos durante 4 anos após a realização de uma prova tuberculínica para prever a sua progressão para a doença tuberculosa. Para um limiar de diâmetro de induração do teste tuberculínico > 5 mm, o valor preditivo positivo foi de 2% e o valor preditivo negativo foi de 100%. Para um limiar de diâmetro de induração da prova tuberculínica > 10 mm, o valor preditivo positivo foi de 3% e o valor preditivo negativo foi de 99%. Este resultado é consistente com o encontrado no nosso estudo.

Na Alemanha, no estudo conduzido por Diel et al [47], 601 contactos próximos de indivíduos com tuberculose foram seguidos durante 103 semanas após a realização de uma prova tuberculínica de despistagem, a fim de prever a sua progressão para a doença tuberculosa. Para um limiar de TST positivo > 5 mm, o valor preditivo positivo foi igual a 2,3% e o valor preditivo negativo foi igual a 99,7%. Para uma TST positiva > 10 mm, o valor preditivo positivo foi de 5,6% e o valor preditivo negativo foi de 97,9%. Este resultado é semelhante ao encontrado no nosso estudo, com valores preditivos positivos baixos e valores preditivos negativos elevados.

®Na China, de acordo com um estudo realizado por Leung et al [64], cujo objetivo era comparar o teste tuberculínico TST e o teste Quantiferon T-SPOT.TB na previsão da doença tuberculosa, 331 indivíduos com silicose não tuberculosa recrutados entre 2004 e 2008 foram seguidos até 30 de setembro de 2009 para prever a progressão para a doença tuberculosa.

Para um limiar de positividade > 10 mm, o valor preditivo positivo foi igual a 6,6% e o valor preditivo negativo foi igual a 96,2%. O resultado encontrado é consistente com os resultados do nosso estudo. No entanto, os valores encontrados podem estar errados devido a um viés de comorbilidade. Os indivíduos que sofrem de silicose podem ser considerados imunocomprometidos, levando a erros na interpretação do teste tuberculínico.

Em termos gerais, a utilização do teorema de Bayes e do nomograma de Fagan, tendo em conta a prevalência da doença e os diferentes índices de validade do teste tuberculínico (sensibilidade, especificidade, rácio de verosimilhança positiva e rácio de verosimilhança negativa), forneceria resultados fiáveis em termos de valor preditivo. No entanto, dado que apenas utilizámos uma prevalência pré-estabelecida de tuberculose na população de consultores de pneumologia em três hospitais universitários na área da grande Tunes, não podemos extrapolar os resultados relatados no nosso estudo para a população tunisina como um todo.

IV.7. Estimativa dos intervalos de confiança

O intervalo de confiança (IC) a 95% é um intervalo de valores que tem 95% de hipóteses de conter o valor real do parâmetro estimado. Com menos rigor, é possível dizer que o intervalo de confiança representa o intervalo de valores dentro do qual temos 95% de certeza de encontrar o valor verdadeiro que estamos a procurar [65].

No nosso estudo, para dois valores de limiar escolhidos da prova tuberculínica, e para saber se dois valores de sensibilidade (expressos em percentagem) ou dois valores de especificidade (expressos em percentagem) diferem significativamente a um risco de erro igual a 5% (porque as duas proporções estão sujeitas a incerteza) ou a um grau de confiança de 95%, utilizámos outro método de resolução que não a comparação de duas proporções em duas amostras independentes (o equivalente ao teste do Qui-quadrado): a abordagem do intervalo de confiança.

Assim, a abordagem do intervalo de confiança dá claramente ênfase à quantificação, ao contrário dos valores p (graus de significância), que são utilizados para avaliar a significância. O valor p não é uma estimativa de qualquer quantidade, mas uma medida do poder da evidência em relação à hipótese nula, reflectindo a "ausência de efeito". Uma estimativa que inclua os IC é a melhor forma de resumir os resultados de um estudo, mas os IC e os valores-p são complementares e muitos estudos mencionam ambos. De acordo com esta abordagem, se os intervalos de confiança de duas estimativas de sensibilidade ou especificidade se sobrepuserem, os dois valores são considerados não significativamente diferentes e podem representar o mesmo valor verdadeiro na população. Por outro lado, se os respectivos intervalos de confiança não se sobrepuserem, então a diferença estatística entre as duas proporções é significativa [65, 66].

No entanto, de acordo com alguns autores [67, 68], esta abordagem do intervalo de confiança está sujeita a algumas observações. Ao comparar dois valores, se os seus IC não se sobrepuserem, podemos concluir que são significativamente diferentes. Por outro lado, se os seus IC se sobrepuserem, a abordagem do intervalo de confiança nem sempre permite concluir com certeza que não há diferença entre os dois valores que estão a ser comparados. Neste caso, seria preferível utilizar o teste do Qui-quadrado ou o teste exato de Fischer se as condições de validade do teste do Qui-quadrado não estiverem preenchidas [69, 70].

IV.8. Enviesamentos que podem conduzir a estimativas erróneas dos critérios de validade diagnóstica da prova tuberculínica

Recordamos que um viés é um erro sistemático (não aleatório) introduzido no estudo durante a seleção dos sujeitos ou durante a recolha de informações ou no momento da análise estatística. Se estes enviesamentos forem significativos, podem ameaçar a validade do estudo. Muitos destes erros são difíceis de detetar e ainda mais difíceis de evitar [71].

Mencionaremos algumas delas que foram encontradas no nosso estudo e que podem levar a estimativas erróneas dos critérios de validade diagnóstica da prova tuberculínica.

No nosso estudo, os 339 indivíduos doentes não eram representativos de todos os indivíduos doentes da população tunisina, e os 714 indivíduos de controlo sem tuberculose, recolhidos em centros de saúde básicos ou hospitais distritais, foram escolhidos arbitrariamente e, portanto, não eram representativos de todos os indivíduos de controlo da população em geral. Isto constituiu um viés de recrutamento que poderia afetar os resultados do nosso estudo [72].

Ao efetuar a prova tuberculínica, o operador conhecia o estado do indivíduo (doente ou não doente). Este facto pode ter influenciado a forma como o teste foi realizado. Este facto constituiu um preconceito

viés de medição relacionado com a subjetividade do operador, que pode sobrestimar falsamente o desempenho do teste tuberculínico. Para controlar este tipo de enviesamento, o operador deve avaliar o teste sem conhecer o estado do indivíduo e sem informação clínica [73].

A precisão da leitura de uma reação intradérmica, mesmo utilizando uma técnica rigorosa e um observador experiente, é sempre limitada pela variabilidade do teste [74]. No nosso estudo, a leitura do diâmetro de endurecimento da prova tuberculínica foi efectuada por operadores em locais e momentos diferentes, o que pode ser uma fonte de viés de interpretação, levando a estimativas erradas dos diferentes índices de validade diagnóstica da prova tuberculínica [75].

No nosso estudo, os valores preditivos foram estimados com base na prevalência da tuberculose estabelecida na população de consultores de pneumologia em três hospitais universitários na área da grande Tunes. Estes resultados eram representativos apenas desta população, e não podiam ser generalizados à população tunisina, constituindo assim um viés de extrapolação [76].

O nosso estudo também incluiu um viés de incorporação, uma vez que o teste tuberculínico TST foi tanto o teste estudado como parte do conjunto de exames utilizados para diagnosticar a tuberculose [73].

Uma vez que os enviesamentos são difíceis de controlar na maioria dos casos, há que ter o cuidado de evitar a sua ocorrência, escolhendo a conceção de estudo mais adequada e desenvolvendo e cumprindo protocolos rigorosos. Na pior das hipóteses, quando estes enviesamentos não podem ser evitados, os potenciais enviesamentos devem, pelo menos, ser medidos e deve ser considerada a possibilidade de correção estatística dos resultados [77].

IV.9. Resumo e recomendações

IV.9.1. Síntese

erNo nosso estudo, avaliámos o desempenho do teste tuberculínico através de um estudo multicêntrico, caso-controlo, em indivíduos adultos com idades compreendidas entre os 18 e os 55 anos, durante o período de 1 de junho de 2014 a 30 de novembro de 2014.

Optámos por este tipo de estudo porque é rápido, fácil de realizar e não requer um acompanhamento regular dos indivíduos inquiridos. Para medir o desempenho da prova tuberculínica, utilizámos índices de validade como a razão de verosimilhança, a curva ROC, a área sob a curva ROC e os valores preditivos.

O nosso estudo multicêntrico demonstrou que o limiar de tuberculina para a prova tuberculínica de >11 mm é o melhor limiar para discriminar entre doentes e não doentes diagnosticados com tuberculose, independentemente da idade, sexo ou localização.

Para o valor limiar do diâmetro do TST > 11 mm, o rácio de verosimilhança positivo foi de 3,1; o rácio de verosimilhança negativo foi de 0,34; e a área sob a curva ROC foi de 0,789, correspondendo a um poder discriminatório moderado para este teste.

Para os indivíduos com menos de 35 anos, o valor limiar para o diâmetro do endurecimento do TST, associado ao melhor rácio de sensibilidade (79,1%) e especificidade (79,8%), foi de 11 mm, com um rácio de verosimilhança positivo de 3,9 e um rácio de verosimilhança negativo de 0,26.

Para os indivíduos com idade igual ou superior a 35 anos, o valor limiar para o diâmetro do endurecimento da TST, associado ao melhor rácio de sensibilidade (70,2%) e especificidade (71,3%), foi de 11 mm, com um rácio de verosimilhança positivo de 2,4 e um rácio de verosimilhança negativo de 0,41.

Para o sítio pulmonar, o valor limiar para o diâmetro do endurecimento do TST, associado à melhor relação de sensibilidade (70,2%) e especificidade (76,6%) foi de 11 mm, com uma razão de verosimilhança positiva de 3 e uma razão de verosimilhança negativa de 0,39.

Para a localização dos gânglios linfáticos, o valor limiar para o diâmetro do endurecimento da TST, associado ao melhor rácio de sensibilidade (77,8%) e especificidade (76,6%), foi de 11 mm, com um rácio de verosimilhança positivo de 3,3 e um rácio de verosimilhança negativo de 0,29.

No que diz respeito aos valores preditivos, para o valor limiar > 11 mm (idade, sexo e localização combinados), o valor preditivo positivo (VPP) e o valor preditivo negativo (VPN) calculados utilizando o teorema de Bayes foram de 3,11% e 99,52%, respetivamente, e os calculados utilizando o nomograma de Fagan foram de 3,11% e 99,52%, respetivamente. Estes valores preditivos, estimados com base num nível pré-estabelecido de prevalência da tuberculose na população de doentes de pneumologia que frequentam três hospitais universitários na Grande Tunes, eram válidos apenas para esta população.

IV.9.2 Recomendações

No final do nosso estudo, propomos as seguintes recomendações:

A fim de estimar com maior precisão os vários índices de avaliação da tuberculina TST e os limiares de positividade para o diagnóstico da tuberculose ou para o rastreio da
infeção por tuberculose, seria interessante realizar um estudo prospetivo que se pudesse estender por 2 anos. A amostra seria constituída por indivíduos em contacto próximo com doentes com tuberculose, recrutados em clínicas anti-tuberculose, tendo sido expostos ao doente com tuberculose durante mais de 6 horas por semana (colegas de trabalho, colegas de turma, familiares, etc.). Na primeira consulta, será efectuada uma prova tuberculínica e uma radiografia do tórax a estes contactos, para excluir a tuberculose ativa, e serão seguidos durante 2 anos, com visitas de acompanhamento de 6 em 6 meses. Os indivíduos que apresentem os mais pequenos sintomas de tuberculose durante este período devem contactar imediatamente o seu médico de

família. Serão tratados em caso de diagnóstico positivo e, em seguida, serão monitorizados mensalmente durante o período de tratamento e todos os anos após o fim do tratamento. No final do estudo, os indivíduos de contacto serão divididos em casos e controlos. Os casos são indivíduos que tiveram um teste positivo para a tuberculose durante o período do estudo. Os controlos serão selecionados na altura em que o caso foi diagnosticado. Serão escolhidos aleatoriamente de entre todos os controlos e comparados com os casos nessa altura. Por outras palavras, para cada caso diagnosticado no momento t, serão escolhidos dois ou três controlos do mesmo sexo, do mesmo grupo etário de 5 anos e com a mesma duração de exposição [78]. A sensibilidade e a especificidade são então calculadas para cada diâmetro do endurecimento da tuberculina TST, a curva ROC e a correspondente área sob a curva (AUC) são derivadas, e as razões de verosimilhança e os valores preditivos são estimados. Este tipo de estudo é melhor do que os dois grupos de casos e controlos selecionados à partida, permitindo o controlo de enviesamentos e factores de risco graças ao acompanhamento contínuo dos indivíduos.
®Para comparar o desempenho do teste tuberculínico TST e do teste Quantiferon (QuantiFERON TB-Gold) na deteção da infeção tuberculosa latente, seria particularmente interessante realizar um estudo prospetivo durante 2 anos, utilizando a mesma metodologia acima descrita. Este estudo será realizado em indivíduos em contacto próximo com doentes com tuberculose. Na primeira consulta, será efectuada uma prova tuberculínica e um teste Quantiferon (anexo 5). Se o teste Quantiferon for negativo, repetir-se-á um segundo teste e uma tuberculina DST após 2 meses. Posteriormente, os indivíduos serão monitorizados de 6 em 6 meses durante 2 anos. Os indivíduos que apresentem os mais pequenos sintomas de tuberculose devem contactar imediatamente o seu médico de família. Serão tratados em caso de diagnóstico positivo e, em seguida, serão monitorizados mensalmente durante o período de tratamento e anualmente após o fim do tratamento. No final do estudo, os indivíduos contactados serão divididos em casos e controlos. A escolha dos controlos será feita da mesma forma que no estudo anterior, com um grau de correspondência / (dois controlos para um caso). A sensibilidade e a especificidade serão calculadas e serão deduzidas a curva ROC e a correspondente área sob a curva para a tuberculina TST e o teste Quantiferon, respetivamente. Em seguida, compararemos o desempenho dos dois testes através da comparação das respectivas curvas ROC. Também serão comparados os rácios de verosimilhança e os valores preditivos dos dois testes.
A fim de medir o desempenho de uma pontuação clínica estabelecida na previsão da doença da tuberculose, seria adequado efetuar um estudo prospetivo durante 2 anos. A amostra seria constituída por contactos próximos de doentes com tuberculose. Na primeira visita, será efectuada uma prova tuberculínica e uma radiografia do tórax a estes contactos, para excluir a tuberculose ativa, e serão seguidos durante 2 anos, com visitas de acompanhamento de 6 em 6 meses. Os indivíduos que desenvolvam quaisquer sintomas de tuberculose durante este período de estudo devem contactar imediatamente o médico assistente. Serão tratados em caso de diagnóstico positivo e, em seguida, serão monitorizados mensalmente durante o período de tratamento e anualmente após o fim do tratamento. No final do estudo, os indivíduos de contacto serão divididos em casos e controlos. Os controlos serão selecionados da mesma forma que no estudo anterior, com um grau de emparelhamento /. Deve ser efectuada uma análise multivariada do tipo regressão logística [79, 80]. Os factores analisados serão: idade (em classes de anos), presença ou ausência de diabetes, ausência de história de infeção tuberculosa, ausência de tosse, febre com duração superior a 15 dias, perda de peso superior a 5% e aspeto radiológico (infiltrado normal ou não apical sem caverna, infiltrado apical sem caverna, cavernoso ou miliar). Será necessário garantir, por um lado, que as variáveis escolhidas não estão correlacionadas entre si e, por outro lado, que as variáveis que se destacam na análise por terem um peso elevado, especialmente se poucos indivíduos forem afectados por esta caraterística, devem ser consideradas com muito cuidado (realizando uma transformação logarítmica, por exemplo), uma vez que isso pode resultar em estimativas menos precisas. Assim, a relação entre cada uma destas variáveis explicativas e a

variável a explicar (o risco de contrair tuberculose) será expressa sob a forma de uma medida de associação utilizada em epidemiologia: o odds ratio (OR) e o seu intervalo de confiança. A pontuação clínica preditiva de tuberculose para cada indivíduo será estimada como uma função do cálculo do odds ratio (OR) para cada fator mencionado acima [81, 82].

Seguidamente, para avaliar a validade interna do score clínico, seria interessante efetuar duas outras análises sobre a amostra em questão: a discriminação e a calibração.

A discriminação de uma pontuação é a sua capacidade de separar indivíduos com e sem doença para uma pontuação de diagnóstico [83]. Isto é avaliado através da construção de uma curva ROC que representa os diferentes valores de sensibilidade em função dos valores de {1-especificidade} para as diferentes pontuações clínicas e através do cálculo da área sob a curva. A pontuação clínica com a melhor relação {sensibilidade, especificidade} será considerada a pontuação óptima mais preditiva da doença tuberculosa, e o poder discriminatório desta pontuação será considerado forte se a AUC estiver entre 0,9 e 1.

A calibração de um score permite quantificar a medida em que o risco previsto pelo score corresponde ao risco real ou observado. Para medir a calibração, dividiremos os indivíduos estudados em dez decis de risco previsto. Para cada decil, calcularemos o número previsto de indivíduos com tuberculose por referência ao score clínico ótimo estabelecido (por exemplo, para um score clínico preditivo ótimo de tuberculose > 5, os indivíduos com um score > 5 serão considerados doentes). Esta estratificação parece preferível à utilização de valores-limite fixados a priori. Permite ter em conta o pequeno número de doentes nos extremos. No entanto, a amostra global deve ter uma dimensão suficiente, caso contrário, o número de estratos deve ser reduzido [83, 84].

Compararemos então este número previsto com o número real de indivíduos que contraíram tuberculose durante o período do estudo, usando o gráfico de barras [83] ou o teste de Hosmer-Lemeshow para assegurar que não há diferença significativa entre os riscos previstos e observados [85] (apêndice 6).

Em termos de perspectivas futuras, para avaliar a validade externa, seria particularmente importante e interessante determinar a qualidade da pontuação numa amostra diferente daquela a partir da qual foi desenvolvida [83, 86]. Uma vez estabelecida a validade externa, a pontuação clínica poderia ser generalizada a toda a população.

V CONCLUSÕES

A prova cutânea da tuberculina ou reação intradérmica (IDR) à tuberculina ou teste de Mantoux é útil tanto para o diagnóstico e rastreio da infeção por tuberculose como para o estudo da reação de hipersensibilidade retardada induzida pela vacina BCG.

A evolução da epidemiologia da tuberculose na Tunísia (nomeadamente o aumento da frequência das formas ganglionares em detrimento das formas pulmonares) levou-nos a refletir sobre o desempenho da prova tuberculínica no diagnóstico da doença.

No caso de um teste expresso por uma variável quantitativa, neste caso o diâmetro do endurecimento do TST, a relação entre a sensibilidade e a especificidade deste teste pode ser estabelecida de forma muito clara.

É evidente que os médicos pretendem um teste de diagnóstico que seja simultaneamente muito sensível e muito específico. Na prática, isto não é possível e é necessário encontrar um compromisso entre a sensibilidade e a especificidade. A curva ROC (Receiver Operating Characteristic) é uma forma de examinar a relação entre a sensibilidade e a especificidade do teste tuberculínico.

As duas caraterísticas, sensibilidade e especificidade, são intrínsecas ao teste e não estão relacionadas com a população. Por conseguinte, não respondem a uma questão importante para o médico e para o doente: qual é a probabilidade de estar doente na presença de um teste positivo (ou qual é a probabilidade de não estar doente na presença de um teste negativo?). Os rácios de verosimilhança e os valores preditivos positivos e negativos são os melhores índices neste caso para avaliar a contribuição diagnóstica de um resultado positivo ou negativo da prova tuberculínica. Estes valores preditivos dependem muito da frequência da doença (ou prevalência) na população estudada.

[er]Neste estudo, propusemo-nos, portanto, avaliar o desempenho da tuberculina TST através de um estudo multicêntrico, caso-controlo, durante o período de 1 de junho de 2014 a 30 de novembro de 2014.

Os objectivos deste trabalho foram:

- identificar limiares discriminatórios para o teste tuberculínico TST em indivíduos adultos com idades compreendidas entre os 18 e os 55 anos, utilizando o método da curva ROC numa situação de diagnóstico;
- determinar os rácios de verosimilhança (positivo e negativo) deste teste;
- determinar os valores preditivos positivo e negativo da prova tuberculínica de acordo com um nível pré-estabelecido de prevalência da tuberculose.

O nosso estudo envolveu a realização da prova tuberculínica intradérmica em 339 doentes adultos, com idades compreendidas entre os 18 e os 55 anos, com tuberculose confirmada, recrutados no momento do primeiro tratamento anti-tuberculoso em 11 postos de tuberculose (DAT), e em 714 controlos sem tuberculose, com a mesma distribuição por sexo, recolhidos nos centros de saúde básicos e/ou hospitais distritais. Todas as testemunhas não apresentavam sinais respiratórios ou extra-respiratórios que pudessem ser de origem tuberculosa.

Foi elaborada e validada uma ficha de dados da tuberculina TST, que inclui o produto utilizado, a técnica utilizada e o método de leitura do diâmetro do endurecimento da TST (expresso em mm). Foi preenchida uma ficha de recolha de dados para cada sujeito incluído no estudo pela mesma pessoa responsável pela realização da prova tuberculínica e pela sua leitura, sob a supervisão de um coordenador regional.

Para avaliar o desempenho global da prova tuberculínica, começámos por calcular a sensibilidade e a especificidade do diâmetro de endurecimento da prova tuberculínica e os respectivos intervalos de confiança a 95%, bem como o índice de Youden para diferentes limiares possíveis (de um diâmetro de prova tuberculínica $>$ 5 mm a um diâmetro de prova tuberculínica $>$ 15 mm). Calculámos os rácios de verosimilhança positivos e negativos e os respectivos intervalos de confiança a 95%, para diferentes limiares possíveis (de um diâmetro de IDI > 5 mm a um diâmetro de IDI > 15 mm).

Em seguida, utilizámos a curva ROC, a partir da qual determinámos o valor limiar mais discriminativo para o diâmetro do endurecimento da prova tuberculínica associada ao melhor par {sensibilidade, especificidade}. Construímos uma curva ROC de acordo com o diâmetro do endurecimento da prova tuberculínica, primeiro para a idade, o sexo e a localização combinados, depois de acordo com a classe etária e, finalmente, de acordo com a localização pulmonar e linfonodal. O valor de corte ótimo foi selecionado utilizando a abordagem do intervalo de confiança, comparando os intervalos de confiança de 95% das estimativas de sensibilidade e especificidade para os valores de corte da prova tuberculínica de TSA escolhidos aos pares.

Resumimos a informação contida nesta curva num índice simples e quantitativo, a Área Sob a Curva (AUC), que tem a agradável propriedade de resumir o desempenho para todos os limiares de discriminação possíveis. Calculámos a AUC e o seu intervalo de confiança de 95%, primeiro para a idade, o sexo e a localização combinados, depois de acordo com a classe etária e, por fim, de acordo com a localização dos pulmões e dos gânglios linfáticos. Utilizando uma estatística não paramétrica, testámos a área sob a curva ROC contra a área sob a linha de não informação (AUC = 0,5).

Para estimar a contribuição informativa da prova tuberculínica, calculámos os valores preditivos positivos (VPP) e os valores preditivos negativos (VPN) da prova tuberculínica e os respectivos intervalos de confiança a 95%, para diferentes limiares possíveis (de um diâmetro da prova tuberculínica > 5 mm a um diâmetro da prova tuberculínica > 15 mm), idade, sexo e localização combinados. Estes valores preditivos (também designados por probabilidades a posteriori ou pós-teste) foram estimados, em primeiro lugar, utilizando as propriedades do teorema de Bayes e, em segundo lugar, estabelecendo o nomograma de Fagan, com base, em ambos os casos, na prevalência da tuberculose (também designada por probabilidade a priori ou pré-teste) entre os consultores de pneumologia em três hospitais universitários de Tunes. Esta prevalência foi estimada em cerca de 1% em 2016.

O nomograma de Fagan é uma ferramenta muito útil na prática clínica quando a rapidez é mais importante do que a exatidão, porque não envolve um computador ou uma calculadora. Em comparação com o teorema de Bayes, pode ser utilizado para determinar o benefício diagnóstico de um resultado positivo ou negativo de um teste simplesmente através da leitura visual do gráfico.

No grupo de doentes, a média de idades foi de 38,3 anos (desvio-padrão: 11,8), com extremos entre os 18 e os 55 anos, e o rácio entre os sexos foi de 0,87. No grupo de controlo, a média de idades foi de 33,6 anos (desvio-padrão: 11), com extremos que variaram entre os 18 e os 55 anos, e a proporção entre os sexos foi de 0,99. A cicatriz BCG estava presente em 83,8% dos doentes com TB. Estava presente em todos os controlos.

Os gânglios linfáticos representavam 53,3% de todos os doentes com tuberculose, seguidos dos pulmões (35,7%) e da pleura (5,6%).

Nos doentes, o diâmetro médio do endurecimento da tuberculina DST foi de 13,7 mm (desvio-padrão: 0,7), com extremos que variaram entre 0 e 30 mm. Nos controlos, o diâmetro médio do endurecimento da tuberculina DST foi de 6,2 mm (desvio padrão: 6,4) com extremos que variaram entre 0 e 28 mm. $^{-6}$A diferença foi estatisticamente significativa (p=10).

O diâmetro médio do endurecimento na tuberculina DST foi de 15 mm nos doentes e de 5 mm nos controlos.

Independentemente da idade, do sexo e da localização, o nosso estudo demonstrou que o valor limiar mais discriminatório para o diâmetro da induração da prova tuberculínica, associado à melhor relação de sensibilidade (73,7%) e especificidade (76,6%), foi de 11 mm, com um índice de Youden de 0,503.

Para o sítio pulmonar, o valor limiar para o diâmetro do endurecimento no TST, com a melhor combinação de sensibilidade (70,2%) e especificidade (76,6%), foi de 11 mm, com um índice de

Youden de 0,468. Para a localização dos gânglios linfáticos, o valor de limiar para o diâmetro do endurecimento da TST, com a melhor combinação de sensibilidade (77,8%) e especificidade (76,6%), foi também de 11 mm, com um índice de Youden de 0,544.

Para o valor limiar de 11 mm ou mais (idade, sexo e localização combinados), o valor preditivo positivo (VPP) e o valor preditivo negativo (VPN) calculados utilizando o teorema de Bayes foram de 3,11% e 99,52%, respetivamente, e os calculados utilizando o nomograma de Fagan foram de 3,11% e 99,52%, respetivamente. Assim, os dois métodos utilizados deram resultados semelhantes, mas apenas válidos para os indivíduos que consultam uma clínica respiratória.

Para o valor limiar do diâmetro do TST maior ou igual a 11 mm, o rácio de verosimilhança positivo foi igual a 3,1; o rácio de verosimilhança negativo foi igual a 0,34; a área sob a curva ROC foi de 0,789, o que corresponde a um poder discriminatório moderado para este teste.

No entanto, o nosso estudo estava sujeito a certos enviesamentos (erro sistemático e não aleatório) que poderiam levar a estimativas erróneas dos critérios de validade diagnóstica para a prova tuberculínica. Os doentes e os indivíduos de controlo não eram representativos das respectivas populações, o que poderia constituir um viés de recrutamento. Quando a prova tuberculínica foi efectuada, o operador conhecia o estado do indivíduo (doente ou não doente), o que poderia ter influenciado a forma como a prova foi realizada. Tratou-se de um viés de medição devido à subjetividade do operador, que poderia sobrestimar erradamente o desempenho da prova tuberculínica. Além disso, a leitura do diâmetro de endurecimento da prova tuberculínica foi efectuada por operadores em locais e momentos diferentes, o que poderia ser uma fonte de viés de interpretação. Além disso, os valores preditivos foram estimados com base na prevalência de tuberculose estabelecida na população de consultores de pneumologia em três hospitais universitários na área da grande Tunes. Estes resultados eram representativos apenas desta população e não podiam ser generalizados à população tunisina, constituindo assim um viés de extrapolação.

No final do nosso estudo, propomos as seguintes recomendações:

A fim de estimar com maior precisão os diferentes índices de avaliação da tuberculina e os limiares de positividade para o diagnóstico da tuberculose ou para o rastreio da infeção por tuberculose, seria interessante realizar um estudo prospetivo que pudesse ser repartido por 2 anos. A amostra seria constituída por indivíduos em contacto próximo com doentes com tuberculose, recrutados em clínicas anti-tuberculose, com uma duração de exposição ao doente com tuberculose superior a 6 horas por semana. No final do estudo, os indivíduos em contacto serão divididos em casos e controlos. A sensibilidade e a especificidade serão então calculadas para cada diâmetro do endurecimento da tuberculina TST, a curva ROC e a correspondente área sob a curva (AUC) serão derivadas, e as razões de verosimilhança e os valores preditivos serão estimados.

®A fim de comparar o desempenho da tuberculina TST e do teste Quantiferon (QuantiFERON TB-Gold) na deteção da infeção tuberculosa latente, seria particularmente interessante realizar um estudo prospetivo de 2 anos. Este estudo será realizado em indivíduos em contacto próximo com doentes com tuberculose. No final do estudo, os contactos serão divididos em casos e controlos. A sensibilidade e a especificidade serão calculadas, e a curva ROC e a correspondente área sob a curva para o teste tuberculínico DST e o teste Quantiferon, respetivamente, serão derivadas. Em seguida, compararemos o desempenho dos dois testes através da comparação das respectivas curvas ROC. Também serão comparados os rácios de verosimilhança e os valores preditivos dos dois testes.

A fim de medir o desempenho de uma pontuação clínica estabelecida na previsão da doença da tuberculose, seria adequado efetuar um estudo prospetivo durante 2 anos. A amostra seria constituída por contactos próximos de doentes com tuberculose. No final do estudo, os contactos serão divididos em casos e controlos. Deverá ser efectuada uma análise multivariada do tipo regressão logística. Os factores analisados serão: idade (em classes de anos), presença ou ausência de diabetes, ausência de infeção tuberculosa prévia, ausência de tosse, febre com duração superior

a 15 dias, perda de peso superior a 5% e aspeto radiológico. O score clínico preditivo de tuberculose para cada indivíduo foi estimado através do cálculo do odds ratio (OR) para cada um dos factores acima referidos.
Seguidamente, para avaliar a validade interna do score clínico, seria interessante efetuar duas outras análises sobre a amostra em questão: a discriminação e a calibração.
A calibração envolve a comparação do número previsto de indivíduos com TB doença, com base na pontuação clínica óptima, com o risco real ou observado para os grupos de indivíduos estudados, divididos em dez decis de risco previsto.
Em termos de perspectivas futuras, para avaliar a validade externa, seria particularmente importante e interessante determinar a qualidade da pontuação numa amostra diferente daquela a partir da qual foi desenvolvida. Uma vez estabelecida a validade externa, a pontuação clínica poderia ser generalizada a toda a população.
O estabelecimento de scores clínicos para a tuberculose poderia otimizar a utilização dos vários meios de diagnóstico da tuberculose. No entanto, o seu desenvolvimento, validação e medição do seu impacto clínico teriam de cumprir requisitos científicos, razão pela qual a colaboração entre clínicos e epidemiologistas estatísticos é essencial.
Finalmente, as curvas ROC têm certamente um papel importante a desempenhar na determinação do melhor limiar para a prova tuberculínica, permitindo discriminar entre doentes e não doentes, para o diagnóstico da tuberculose ou para o rastreio da infeção tuberculosa. No entanto, é importante sublinhar o carácter "probabilístico" da interpretação da prova tuberculínica e o facto de o seu valor preditivo só poder ser avaliado à luz de um conjunto de factores: epidemiológicos (qual a prevalência da tuberculose?), anamnésicos (há indícios de contacto?), clínicos (há factores de risco individuais?, há sintomas sugestivos?) e paraclínicos (radiografia de tórax favorável).

Referências

1- Ministère de la sante tunisienne, Diretion des soins de sante de base, Programme national de lutte contre la tuberculose. Guide de prise en charge de la tuberculose en Tunisie, Tunis; 2014.

2- Varaine F, Henkens M, Grouzard V. Tuberculose: um guia prático para médicos, enfermeiros, técnicos de laboratório e auxiliares de saúde. Troisieme edition revisee. 2010.

3- Grupo de trabalho do Conselho Superior de Higiene Pública de França. Diagnóstico clínico e bacteriológico da tuberculose. Rev Mal Respir. 2003 ;20Suppl 7 :S34- S40.

4- Yombi JC, Olinga UN. TUBERCULOSE: EPIDEMIOLOGIA, ASPECTO CLÍNICO E TRATAMENTO. Louvain Med. 2015 ;134 (10) :549-559.

5- Conselho Superior de Higiene Pública de França. Prevenção e gestão da tuberculose em França. Rev Mal Respir. 2003 ;20Suppl 7 :S1-S106.

6- Centro de especialização colectiva Inserm. Tuberculose. O lugar da vacinação no tratamento da doença. 1ª edição. Paris: Inserm; 2004.

7- Sensibilização para a transmissão da tuberculose através do consumo de leite cru. Livret Sante : Le magazine tunisien du mieux vivre [Online]. 2017 março [25/03/2017]; [9 páginas]. Disponível em URL: https://livretsante.com/news/sensibilisation-tuberculose-consommation-laitcru/

8- Ministério da Saúde da Tunísia, Direção dos Cuidados de Saúde Básicos. Relatório anual sobre a tuberculose na Tunísia. Túnis; 2017.

9- Ben Hamida A, Mrad S, Ben Hamida L, Achour N, Zouari B, Nacef T. O valor diagnóstico dos exames médicos: validade interna e preditiva. La tunisie medicale. 1992 ;70 (4) :177-181.

10- Brown CD, Davis HT. Curvas de caraterísticas operacionais do recetor e medidas de decisão relacionadas: um tutorial. Chemometrics and Intelligent Laboratory systems. 2006 ;80 :24-38.

11- Monique Le Guen. La boite a moustaches pour sensibiliser a la statistique. Bulletin de Methodologie Sociologique / Bulletin of SociologicalMethodology. 2002 ;73 (1) :43- 64.

12- Monique Le Guen. A caixa de bigodes da TUKEY, uma ferramenta de introdução à Estatística. A estatística em ação - SFDS. 2001 :1-3.

13- Referência da calculadora Excel

14- Mancini J, Gaudart J, Giorgi R. Critérios para avaliar o desempenho e a utilidade de um teste de diagnóstico. Med Trop. 2009;69 :78-82.

15- Nendaz MR, Perrier A. Sensibilidade, especificidade, valor preditivo positivo e valor preditivo negativo de um teste de diagnóstico. Rev Mal Respir. 2004 ;21 :390-3.

16- McCluskey BSc A, Lalkhen AG. Testes clínicos: sensibilidade e especificidade. Educação Continuada em Anestesia, Cuidados Críticos e Dor. 2008 ;8(6) :221-223.

17- Youden WJ. Um índice para classificar o teste de diagnóstico. American Cancer Society. 1950 ;3 :32-5.

18- Jean-Marc Daigle. A utilização dos cortes ROC na avaliação dos testes de diagnóstico de laboratório clínico: Aplicação ao estudo da pneumonia por hipersensibilidade [Estes]. Departamento de Matemática e Estatística : Laval ; 2002. 72 p.

19- Colombet I, Touze E. Índices de desempenho diagnóstico. Sang Thrombose Vaisseaux. 2011 ;23 (6) :307-16.

20- Akobeng AK. Compreender os testes de diagnóstico 2: rácios de verosimilhança, probabilidades pré e pós-teste e a sua utilização na prática clínica. Ata Paediatrica. 2006;96 :487-491.

21- Goeldin AO, Perrig M. Exame clínico baseado em evidências. Cuidados primários e hospitalares - Medecine interne generale. 2016 ;16(6) :109-112.

22- Quenet S, Presles E, Le Gal G. Evaluation des examens diagnostiques. mt. 2005 ;11(5)

:318-323.
23- Nendaz MR, Perrier A. O teorema de Bayes e os rácios de verosimilhança. Rev Mal Respir. 2004 ;21 :394-7.
24- Delacour H, ServonnetA , Perrot A, Vigezzi JF, Ramirez JM. A curva ROC: princípios e principais aplicações em biologia clínica. Ann Biol Clin. 2005 ;63(2) :145-54.
25- Delacour H, Servonnet A, Roche C. Critérios de avaliação da validade de um teste biológico. Revue Francophone des Laboratoires. 2009 ; (412) :41-48.
26- Delacour H, Francois N, Servonnet A, Gentile A, Roche B. Rácios de verosimilhança: uma ferramenta de escolha para a interpretação de testes biológicos. Immunoanalyse et biologie specialisee. 2009 ;24 :92-99.
27- Kumar R, Indrayan A. Receiver Operating Characteristic Curve for Medical Researchers (Curva Caraterística Operacional do Recetor para Investigadores Médicos). INDIAN PEDIATRICS. 2011 ;48 : 277-87.
28- Park SH, Goo JM , Jo CH : Curva Caraterística de Operação do Recetor: Revisão Prática para Radiologistas. Korean J Radiol. 2004 ;5 :11-18.
29- Althouse AD. Gráficos estatísticos em ação: compreender melhor a curva ROC. Jornal Internacional de Cardiologia. 2016 ;215 :9-10.
30- Morin V, Morin JF, Mercier M, Moineau MP, Codet JP. Curvas ROC em biologia médica (ClockAround the ROC). ImmunoanalBiolSpec. 1998 ;13 :279-286.
31- Hannequin P, Liehn JC, Deltour G. Utilização dos cortes ROC para a interpretação das dosagens biológicas: aplicação à dosagem radio-imunológica da tiroglobulina. Trait d'Union. (6) :31-36.
32- Hajian-Tilaki K. Análise da curva caraterística de funcionamento do recetor para avaliação de testes de diagnóstico médico. Caspian J Intern Med. 2013 ;4 (2) :627-635.
33- Perneger T, Perrier A. Análise de um teste de diagnóstico: curva ROC (receiver operating characteristic). Rev Mal Respir. 2004 ;21 :398-401.
34- Daya S. Teste de diagnóstico - curva ROC (receiver operating characteristic). Obstetrícia e Ginecologia baseadas em evidências. 2006; 8 :3-4.
35- Hanley J A MBJ. O significado e a utilização da área sob uma curva ROC (receiver operating charcteristic). Radiology. 1982 ;143:29-36.
36- Referência Epi-Info
37- Boyer P. Compreender os testes de diagnóstico. Gazette de l'AFAR. 2013 ; (78) :14-20.
38- Bayes T. Um ensaio para resolver um problema na doutrina das probabilidades. Philos Trans R SocLond. 1763 ;53 :370-418.
39- Fagan TJ. Nomograma para o teorema de Bayes. N eng J med. 1975 ;293:257.
40- Caraguel CGB, Vanderstichel R. O nomograma de Fagan em duas etapas: interpretação ad hoc de um resultado de teste de diagnóstico sem cálculo. Evid Based Med. 2013;18 (4) :125-28.
41- Referência sobre a aplicação do nomograma de Fagan
42- Grupo de trabalho do Conselho Superior de Higiene Pública de França. Intradérmica reação tuberculínica (TDR) ou teste tuberculínico. Rev Mal Respir. 2003 ;20Suppl 7 :S27-S33.
43- Fundação contra as doenças respiratórias e para a educação sanitária. Recomendações para o rastreio e tratamento da infeção tuberculosa latente. Bruxelas, 2003.
44- Lee JY, Choi HJ, Park IN, Hong SB, Oh YM, Lim CM et al. Comparação de dois ensaios comerciais de interferão-gama para o diagnóstico da infeção por Mycobacterium tuberculosis. EurRespir J. 2006 ;28 :24-30.
45- Conseil superieur d'hygiène de France Secção das Doenças Transmissíveis. O Diagnóstico da infeção tuberculosa latente utilizando ensaios de libertação de INTERFERÃO-GAMA (IGRAs). Recomendação para a prática clínica. junho de 2011.

46- Nayme I, Soualhi M, Idahmed I, Jniene A, Zahraoui R, Iraqui G. Test de Mantoux : Que limiar? EasternMediterraneanHealth Journal. 2012 ;18 (8) :870- 74.
47- Mori T, Sakatani M, Yamagishi F, Takashima T, Kawabe Y, Nagao K et al. Específico Deteção da Infeção por Tuberculose Um Ensaio Baseado em Interferão Utilizando Novos Antigénios. Am J RespirCrit Care Med. 2004 ;170 :59-64.
48- Altet N, Dominguez J, de Souza-Galvao ML, Angeles Jimenez-Fuentes M, Mila C, Solsona J et al. Previsão do desenvolvimento da tuberculose com o teste cutâneo da tuberculina e o teste QuantiFERON. Ann Am Thorac Soc. 2015 ;12(5) :680 - 88.
49- Diel R, Loddenkemper R, Meywald-Walter K, Nieman S, Nienhaus A. Valor preditivo de um Ensaio de IFN-g no Sangue Total para o Desenvolvimento de Tuberculose Ativa após Infeção Recente com Mycobacterium tuberculosis. Am J RespirCrit Care Med. 2008 ;177 :1164-70.
50- Brock I, Weldingh K, Lillebaek T, Follmann F, Andersen P.Comparação da tuberculina Skin Test and New Specific Blood Test in Tuberculosis Contacts. Am J RespirCrit Care Med. 2004 ;170 :65 - 69.
51- Amiri S, Amoura K, Bouaricha A, Nedjai S, Benali A, Dekhil M : Frequence de la tuberculose no CHU- Annaba. Revista Tunisina de Infeciologia. 2016 ;10Suppl 1 :S1- S135.
52- Delphine A, Che D. Epidemiologia da tuberculose em França: uma revisão dos casos declarados em 2008. Boletim epidemiológico semanal. 2010 ; (27-28) :289-293
53- Relatório da OMS sobre o Controlo Global da Tuberculose 2015.
54- Rachidatou SH. Estudo da intradermoreacção da tuberculina em doentes com tuberculose.
doentes de tuberculose e de SIDA no CHU do ponto G [Estes]. Faculte de medecine, de pharmacie et d'odonto-stomatologie: Bamako; 2008. 110 p.
55- Diel R, Ernst M, Doscher G, Visuri-Karbe L, Greinert U, Niemann S. Evitar o efeito da vacinação BCG na deteção da infeção por Mycobacterium tuberculosis através de uma análise ao sangue. EurRespir J. 2006 ; 28 :16-23.
56- Arrad B. Interpretação da intradermoreacção tuberculínica em crianças de idade escola da prefeitura de Marraquexe [Estes]. Universite CADI AYYAD Faculte de medecine et de pharmacie : Marrakech ; 2010. 65 p.
57- Ana-Maria Simundic. Medidas de exatidão diagnóstica: definições básicas. EJIFCC. 2009 ;19(4) : 203-211.
58- Arend SM, Thijsen SFT, Leyten EMS, Bouwman JJM, Franken WPJ, Koster BFPJ et al. Comparação de dois ensaios de interferão e do teste cutâneo de tuberculina para rastrear contactos de tuberculose. Am J RespirCrit Care Med. 2007 ;175 :618-27.
59- Tissot F, Zanetti G, Francioli P, Zellweger JP, Zysset F. Influência do BacilleCalmette-A vacina de Guerin no tamanho da reação ao teste cutâneo da tuberculina: até que tamanho? CID. 2005 ;40 :211-217.
60- Lee E, Holzman RS. Evolução e utilização atual do teste da tuberculina. CID. 2002; (34)
:365-70.
61- Simsek H, Alpar S, U^ar N, Aksu F, Ceyhan I, Gozalan A et al. Comparação de Teste cutâneo de tuberculina e T-SPOT TB para o diagnóstico de tuberculose latente e ativa. Jpn. Jpn. Infect. Dis. 2010 ;63 : 99-102.
62- Pai M, Zwerling A, Menzies D. Systematic Review: T-Cell-based Assays for the Diagnóstico da infeção latente por tuberculose: uma atualização. Ann Intern Med. 2008 ;149 (3) :177-184.
63- Fletcher RH, Fletcher SW, Wagner EH. Clinical Epidemiology (Epidemiologia Clínica). 3ª edição. Paris:
Pradel; 1998.
64- Moise A, Salamon R, Commenges D, Clement B. A utilização das curvas ROC. Rev.

Epidem. et Sante Publ. 1986; 34: 209-217.
65- Faraggi D RB. Estimativa da área sob a curva ROC. Stat Med. 2002 ;21 :3093-3106.
66- Leung CC, Yam WC, Yew WW, Ho PL, Tam CM, Law WS et al. T-Spot.TB supera o desempenho do teste cutâneo da tuberculina na previsão da doença da tuberculose. Am J RespirCrit Care Med. 2010 ;182 :834-840.
67- Melot C: O que é um intervalo de confiança. Rev Mal Respir. 2003; 20:599-601.
68- Braitman LE. Os intervalos de confiança avaliam tanto a significância clínica como a estatística
Significado. Annals of Internal Medicine. 1991 ;114(6) : 515-517.
69- Cole SR, Cliff Blair R. Overlapping confidence intervals (Intervalos de confiança sobrepostos). J AM ACAD Dermatol. 1999;
41(6) :1051-52.
70- Austin PC, Hux JE. Uma breve nota sobre a sobreposição de intervalos de confiança. J VascSurg. 2002
;36(1) : 194-5.
71- Vallee Polneau S, DIAINE C. COMPARAÇÃO DO TESTE EXACTO DE FISHER E QUI-QUADRADO APLICADO A TABELAS DE CONTINGÊNCIA COM DUAS LINHAS E DUAS COLUNAS. Cah. Sante Publique. 2015 ;14(1) :55-62.
72- McHugh ML. O teste de independência do Qui-quadrado. BiochemiaMedica. 2013 ;23(2)
:143-9.
73- Touzet S., Chapuis F, Colin C. Aspects methodologiques de l'évaluation du depistage Sobre o rastreio da hepatite viral C. Gastroenterol Clin Biol. 2000 ;24 :631- 36.
74- Ranque B, Mechtouff L, Grabar S. Epidemiologia e etiologia: do fator de risco ao resultado do risco.
a causa. Sang Thrombose Vaisseaux. 2011 ; 23(5) :242-52.
75- Watine J. Revisão sistemática e meta-análises em biologia clínica: princípios e métodos. Ann Biol Clin. 2004 ;62 :611-27.

76- Bierrenbach AL et al. Uma comparação do teste cutâneo duplo com antigénios micobacterianos e
O teste tuberculínico isolado na estimativa da prevalência da infeção por Mycobacterium tuberculosis num inquérito à população. International Journal of Tuberculosis and Lung Disease. 2003 ;7 :312-319.
77- Albert-Charpentier S. Avaliação dos testes de diagnóstico biológico
d'Evenements Coronariens Aigus en Medecine d'Urgence [Estes]. Epidemiologia, Universidade Paul Sabatier de Toulouse 3; 2010. 200 p.
78- Michiels B, Eerstelijns V. As vantagens e desvantagens dos estudos de caso-controlo numa amostra. Minerva. 2016 ;15 (4) :105-106.
79- ORGANIZAÇÃO MUNDIAL DA SAÚDE Gabinete Regional do Pacífico Ocidental Manila, 2003, METHODOLOGIE DE LA RECHERCHE DANS LE DOMAINE DE LA SANTE Guide de formation aux methodes de la recherche scientifique, Segunda edição.
80- Nowak E, Oger E, Mottier D. Estudos observacionais: caso-controlo e coorte. Mt. 2008 ;14 (1) :37-46.
81- Preux PM, Odermatt P, Perna A, Marin B, Vergnenegre A. O que é um
Rev Mal Respir. 2005 ;22: 159-62.
82- El Sanharawi M, Naudet F. Compreender a regressão logística. Revista Fran^ais of ophthalmology. 2013 ;36 :710-715.
83- Guessous I, Durieux-Paillard S. Validação das pontuações clínicas: noções teóricas e práticas básicas. Rev Med Suisse. 2010 ;6 :1798-802.

84- Gauthier E. Avaliação do risco de doença: conceção de um processo e de um instrumento
sistema de informação que permite a construção de um score de risco adaptado ao contexto, aplicação ao cancro da mama [Estes]. Telecom Bretagne, Universite de Bretagne-Sud; 2013. 188 p.

85- Hosmer DW, Lemeshow S. Um teste de qualidade de ajuste para a regressão logística múltipla
modelo. Comm Stat. 1980; 10 :1043-1069.

86- Kone A, Horo K, Koffi M, Samake K, Ahui B, Brou-Gode C et al. Pontuação de diagnóstico de
tuberculose pulmonar em áreas endémicas de tuberculose. Rev Mal Respir. janeiro de 2016 ;33Suppl :A157.

87- Alto Conselho de Saúde Pública, Comissão Especializada em Doenças Transmissíveis. Testes de deteção da tuberculose e do interferão gama. 1 de julho de 2011.

88- Delory T. Desenvolvimento de um modelo de previsão da tuberculose pulmonar num grupo de doentes.
doentes suspeitos de tuberculose numa zona de baixa prevalência: um estudo caso-controlo [Estes]. Medecine humaine et pathologie : Paris ; 2015. 32p.

Apêndice 1
Formulário de recolha de dados

Data do inquérito: /_/_//_/_/_/_/_/_/_/_/_/_/_/_/_

Região:..

Número DAT :

Doente com tuberculose confirmada /_/______ / Doente sem tuberculose /__/

Local de recrutamento do doente sem tuberculose :

CSB /__/ Hospital distrital / /

Idade (ano) : /__/__/

Sexo: M /__/F /__/

Nível de ensino : Analphabete / / Primaire / / Secondaire / / Superieure / /

Presença de cicatriz de vacina : *1 /__/ sim ; 2 /__ / não*

Doente já tratado para TBC pulmonar ou extra-pulmonar: *1 /__/sim 2/__ / não*

- Indivíduo com uma condição patológica que pode levar a uma anergia à tuberculina:
- viroses agudas (sarampo, papeira, mononucleose infecciosa, gripe): *1 /____________ / sim ; 2 ____ /_/não*
- linfoma : *1 /__/ sim ; 2 /__ não*
- patologia neoplásica : *1 /__/ sim ; 2 /__ / não*
- sarcoidose : *1 /__/ sim ; 2 /__/ não*
- infeção bacteriana grave : *1 /__/ sim ; 2 /__ não*
- Infeção pelo VIH : *1 /__/ sim ; 2 /__ / não*
- Sujeito (doente ou testemunha) com :
  - tratamento imunossupressor: *1 /__/ sim; 2 /__ não*
  - uma corticoterapia há mais de um mês: *1 /__/ sim; 2 /__ não*
- ou uma vacinação com vacinas vivas atenuadas dois meses antes do teste:

1 /__/ sim ; 2 /__ / não

- Indivíduos (doentes ou espectadores) com antecedentes de reação alérgica conhecida a um dos componentes da tuberculina ou durante a administração anterior

1 /__/ sim ; 2 /__ / não

Doente: localização da tuberculose :...

IDR :

Date de realisation : /__/__/ /__/__/__/ /__/__/__/__/__/__/__

Diâmetro de endurecimento (mm) : /_/_/

Reacções associadas: eritema /__/ fliteno /__/ necrose /__/ linfangite /__/

Apêndice 2
Ficha técnica sobre a prova tuberculínica

Material - A tuberculina disponível é**: PPD RT 23 SSI tuberculina** do Statens Serum **Necessary:** Institute of Denmark.

Frascos de 10 doses (de 0,1 ml cada) a conservar a uma temperatura entre 2°C e 8°C na embalagem original para proteger o produto da luz. Utilizar no prazo de 24 horas após a primeira abertura do frasco - Uma agulha intradérmica fina e curta (1 cm) com um bisel curto e uma seringa graduada de 1 ml com um êmbolo estanque - Álcool ou éter e algodão - Uma régua graduada transparente

Técnica injeção: Após uma simples limpeza da pele com álcool ou éter no local da injeção A pessoa que efectua o teste agarra o antebraço com a mão inteira para o esticar o mais possível.

A **agulha** é introduzida **tangencialmente na derme**. Assim que a parte superior do bisel tiver desaparecido na pele, a tuberculina é injectada lentamente, observando o curso do êmbolo entre as graduações da seringa para garantir que é injetado exatamente **0,1 ml** de tuberculina.

A injeção de 0,1 ml de solução de tuberculina deve ser efectuada estritamente por via intradérmica na parte anterior do antebraço, na junção do terço superior com os dois terços inferiores do antebraço, à distância de eventuais cicatrizes.

Se a injeção intradérmica tiver sido efectuada corretamente, o produto será difícil de injetar e formar-se-á **uma pápula dérmica branca e saliente** à volta da ponta da agulha**, dando um aspeto de "casca de laranja".**

Se esta pápula não aparecer, a agulha não está dentro da derme: a agulha deve ser retirada e deve ser efectuada uma nova injeção.

A leitura é **feita** 72 horas após a injeção e envolve a observação da reação no **teste:** a pele e a medição da reação.

*A observação da pele no local da injeção mostra diferentes aspectos:

- ou a pele é normal
- ou é coberta por uma pápula mais ou menos vermelha no centro. Esta pápula é por vezes rodeada por uma grande aréola vermelha ou encimada por alguns plictenos.
- O resultado do teste deve ser medido com precisão: **a palpação da reação é utilizada para identificar o contorno endurecido da pápula** (não a vermelhidão), que é marcado com uma caneta. De seguida, mede-se o diâmetro transversal do endurecimento (e não o seu diâmetro vertical) com uma régua transparente. O resultado do teste é sempre expresso em milímetros.

Apêndice 3

Caixa-Plot ou caixa de bigode

O box-plot TUKEY é uma representação de uma série estatística utilizada para descrever a distribuição de uma variável quantitativa através da incorporação de parâmetros de tendência central e de dispersão [11, 12]. Os parâmetros que compõem o Box-Plot incluem :

- A escala de valores para a variável, localizada no eixo vertical
- Existem três quartis (parâmetros posicionais) para dividir a distribuição em quatro partes iguais.

> O primeiro quartil (Q_1: percentil 25): separa 25% dos valores mais baixos e 75% dos valores mais altos.
> O segundo quartil (Q_2) ou mediana: separa a distribuição em duas partes iguais
> O terceiro quartil (Q3: percentil 75): separa 75% dos valores mais baixos e 25% dos valores mais altos.

- O intervalo interquartil (IQ) (parâmetros de dispersão), que corresponde a 50% das observações na parte central da distribuição, é equivalente a $Q_3 - Q_1$.
- As caixas de bigodes superior e inferior são representadas por pequenos rectângulos verticais em cada lado da caixa.
- Os dois valores adjacentes que delimitam as caixas de bigodes superior e inferior

> O valor mínimo adjacente corresponde ao valor da série que é imediatamente superior ao valor do limite inferior, que é igual a : $Q_1 - 1{,}5 * IQ$
> O valor máximo adjacente corresponde ao valor da série imediatamente abaixo do valor da fronteira superior, que é igual a : $Q_3 + 1{,}5 * IQ$

- A média é por vezes apresentada sob a forma de uma cruz (x)
- Os chamados valores extremos ou atípicos, também designados por "outliers", situam-se para além dos valores adjacentes. São representados por marcadores (quadrados, estrelas, etc.).

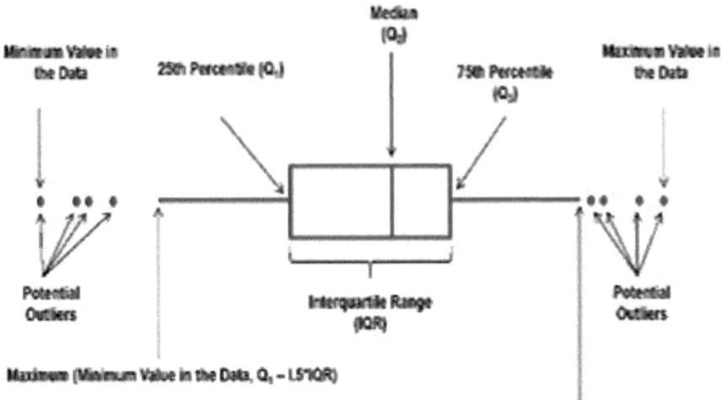
Median
(Q2)
Minimum Value in the Data
25th Percentile (Q1)
75th Percentile (Q3)
Maximum Value in the Data
Potential Outliers
Interquartile Range (IQR)
Potential Outliers
Maximum (Minimum Value in the Data, Q1 – 1.5*IQR)
Minimum (Maximum Value in the Data, Q3 + 1.5*IQR)

Apêndice 4
Nomogramas de Fagan
para diferentes limiares críticos da tuberculina TST
idade, sexo e localização combinados

Probabilité pré-test (prévalence à priori) = 1%

RV + = 1,6

Probabilité post-test positive (VPP) = 1,7%

RV - = 0,27

Probabilité post-test négative (1-VPN) = 0,28%

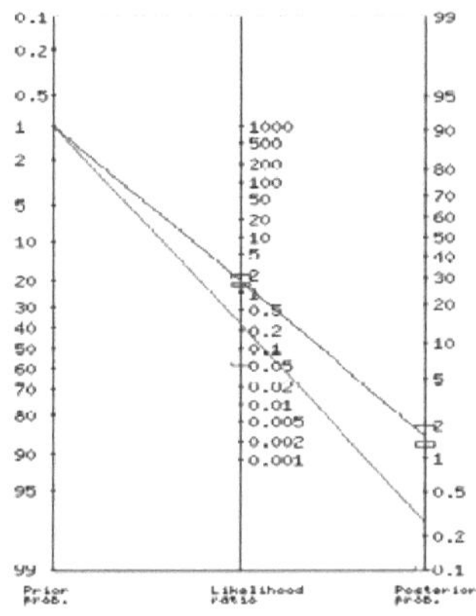

Probabilidade pré-teste (prevalência a priori) = 1%
RV + = 1,6
Probabilidade de pós-teste positivo (VPP) = 1,7
RV - = 0,27
Probabilidade pós-teste negativa (1-VPN) = 0,28

Figura 17: Nomograma de Fagan
para um limiar crítico para a tuberculina TST > 5 mm.

Probabilité pré-test (prévalence à priori) = 1%

RV + = 1,7

Probabilité post-test positive (VPP) = 1,86%

RV - = 0,27

Probabilité post-test négative (1-VPN) = 0,25%

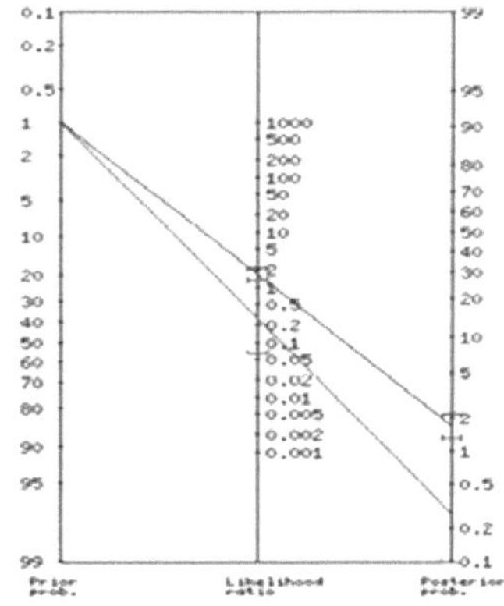

Probabilidade pré-teste (prevalência a priori) = 1%.
RV + = 1,7
Probabilidade de pós-teste positivo (VPP) = 1,86%.
RV - = 0,27
Probabilidade pós-teste negativa (1-VPN) = 0,25

Figura 18: Nomograma de Fagan
para um limiar crítico de TST tuberculínico > 6 mm.

Probabilité pré-test (prévalence à priori) = 1

RV + = 1,9

Probabilité post-test positive (VPP) = 1,81%

RV - = 0,27

Probabilité post-test négative (1-VPN) = 0,2:

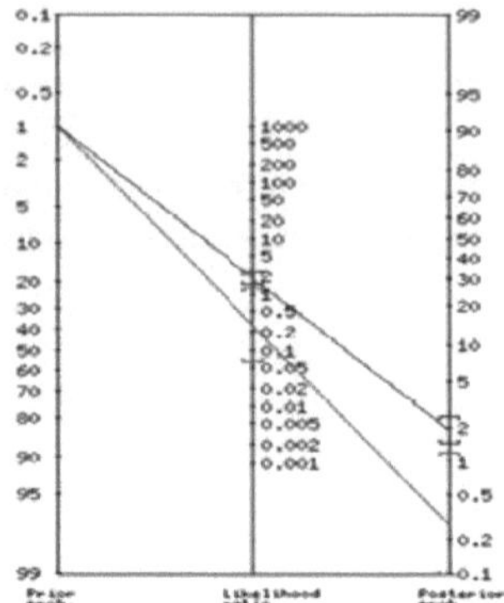

Probabilidade pré-teste (prevalência a priori) = 1
RV + = 1,9
Probabilidade de pós-teste positivo (PPV) = 1,81%.
RV - = 0,27
Probabilidade de pós-teste negativo (1-VPN) = 0,2:

Figura 19: Nomograma de Fagan
para um limiar crítico de ID da tuberculina > 7 mm.

Probabilité pré-test (prévalence à priori) = 1%

RV + = 2

Probabilité post-test positive (VPP) = 2,02%

RV - = 0,27

Probabilité post-test négative (1-VPN) = 0,22%

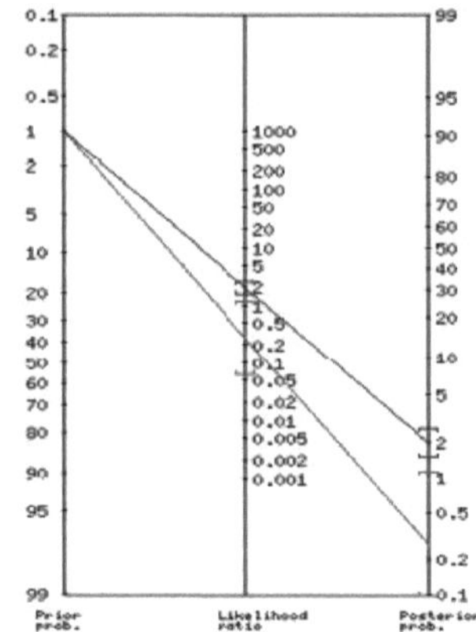

Probabilidade pré-teste (prevalência a priori) = 1%.
RV + = 2
Probabilidade de pós-teste positivo (PPV) = 2,02%.
RV - = 0,27
Probabilidade de pós-teste negativo (1-VPN) = 0,22

Figura 20: Nomograma de Fagan
para um limiar crítico para a tuberculina TST > 8 mm.

Probabilité pré-test (prévalence à priori) = 1%

RV + = 2,3

Probabilité post-test positive (VPP) = 2,07%

RV - = 0,29

Probabilité post-test négative (1-VPN) = 0,39%

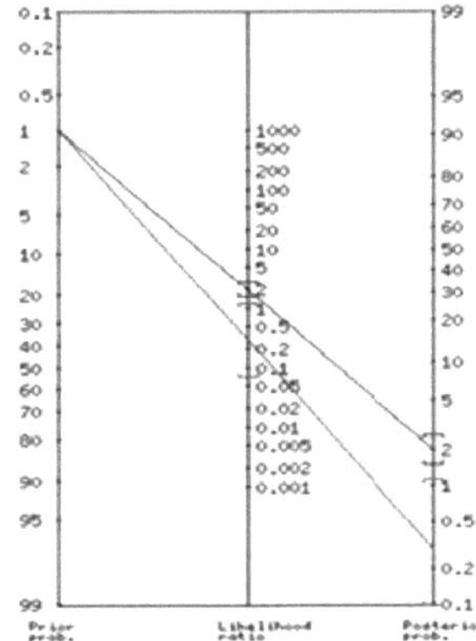

Probabilidade pré-teste (prevalência a priori) = 1%.
RV + = 2,3
Probabilidade de pós-teste positivo (PPV) = 2,07%.
RV - = 0,29
Probabilidade de pós-teste negativo (1-VPN) = 0,39%.

Figura 21: Nomograma de Fagan
para um limiar crítico da tuberculina TST > 9 mm.

Probabilité pré-test (prévalence à priori) = 1%

RV + = 2,4

Probabilité post-test positive (VPP) = 2%

RV - = 0,3

Probabilité post-test négative (1-VPN) = 0,37%

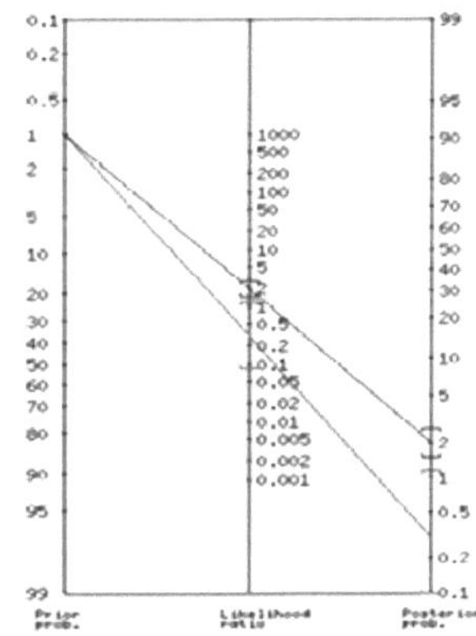

Probabilidade pré-teste (prevalência a priori) = 1%.
RV + = 2,4
Probabilidade de pós-teste positivo (PPV) = 2%.
RV - = 0,3
Probabilidade pós-teste negativa (1-VPN) = 0,37

Figura 22: Nomograma de Fagan
para um limiar crítico da tuberculina TST > 10 mm.

Probabilité pré-test (prévalence à priori) = 1%

RV + = 3,3

Probabilité post-test positive (VPP) = 3,38%

RV - = 0,39

Probabilité post-test négative (1-VPN) = 0,45%

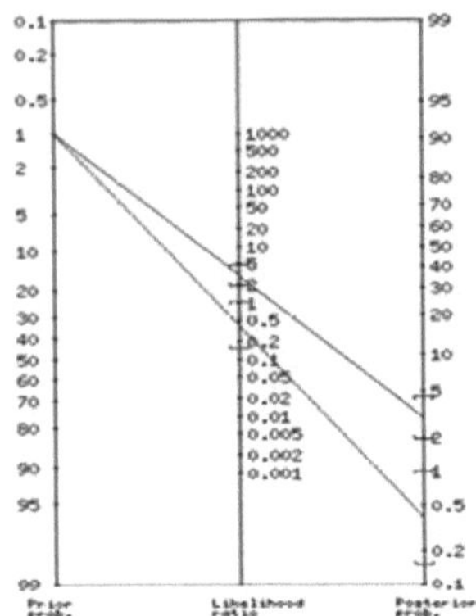

Probabilidade pré-teste (prevalência a priori) = 1%
RV + = 3,3
Probabilidade de pós-teste positivo (PPV) = 3,38%.
RV - = 0,39
Probabilidade de pós-teste negativo (1-VPN) = 0,45

Figura 23: Nomograma de Fagan para um limiar crítico da tuberculina TST > 12 mm.

Probabilité pré-test (prévalence à priori) = 1%

RV + = 3,6

Probabilité post-test positive (VPP) = 3,64%

RV - = 0,46

Probabilité post-test négative (1-VPN) = 0,56%

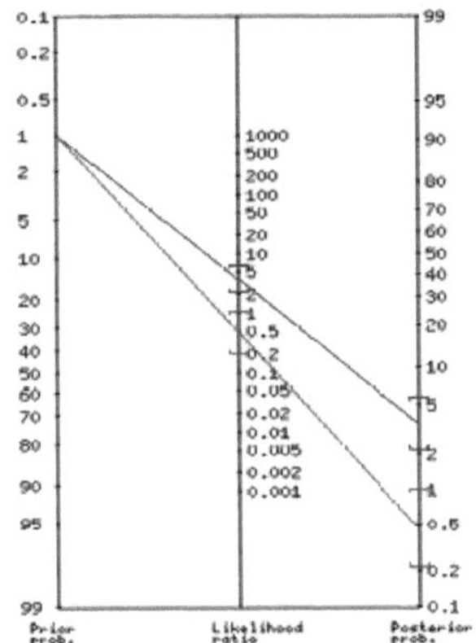

Probabilidade pré-teste (prevalência a priori) = 1%.
RV + = 3,6
Probabilidade de pós-teste positivo (PPV) = 3,64%.
RV - = 0,46
Probabilidade de pós-teste negativo (1-VPN) = 0,56%.

Figura 24: Nomograma de Fagan para um limiar crítico da tuberculina TST > 13 mm.

Probabilité pré-test (prévalence à priori) = 1%

RV + = 4,1

Probabilité post-test positive(VPP) = 4,25%

RV - = 0,52

Probabilité post-test négative (1-VPN) = 0,52%

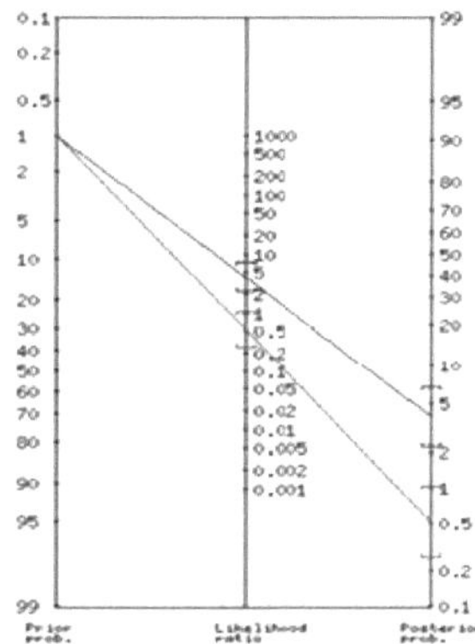

Probabilidade pré-teste (prevalência a priori) = 1%.
RV + = 4,1
Probabilidade de pós-teste positivo (PPV) = 4,25%.
RV - = 0,52
Probabilidade de pós-teste negativo (1-VPN) = 0,52

Figura 25: Nomograma de Fagan
para um limiar crítico da tuberculina TST > 14 mm.

Probabilité pré-test (prévalence à priori) = 1%

RV + = 4,4

Probabilité post-test positive (VPP) = 4,31%

RV - = 0,56

Probabilité post-test négative (1-VPN) = 0,63%

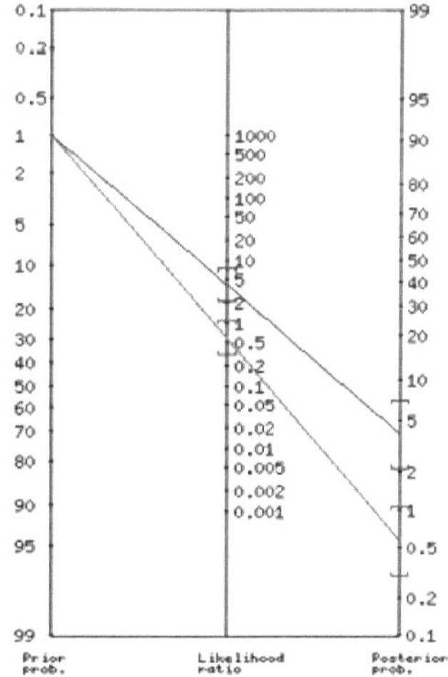

Probabilidade pré-teste (prevalência a priori) = 1%
RV + = 4,4
Probabilidade de pós-teste positivo (VPP) = 4,31%.
RV - = 0,56
Probabilidade pós-teste negativa (1-VPN) = 0,63%

Figura 26: Nomograma de Fagan
para um limiar crítico da tuberculina TST > 15 mm.

Apêndice 5

®

Dados técnicos do QuantiFERON TB-Gold em tubo utilizado na Tunísia

O QuantiFERON TB-Gold in Tube® mede uma resposta imunológica (resposta do interferão gama) e é uma alternativa à tuberculina TST para detetar a infeção latente por tuberculose. Neste teste, são utilizados péptidos sintéticos (ESAT-6, CFP-10 e péptido Tb 7,7) com um elevado grau de homologia estrutural com as proteínas *do M. Tuberculosis*, que são mais específicos para o bacilo de Koch do que a tuberculina normalizada utilizada na prova tuberculínica. A deteção de interferão-Y (IFN-Y) por ensaio de imunoabsorção enzimática (ELISA) é utilizada para identificar respostas in vitro a antigénios peptídicos associados à infeção por *Mycobacterium tuberculosis* [45]. Este teste é muito caro (100 dinares no sector público e cerca de 210 DT no sector privado) em comparação com a tuberculina TST, que é gratuita.

®Para efetuar o teste QuantiFERON TB-Gold in Tube, devem ser seguidos os seguintes procedimentos: Para cada indivíduo, retirar 1 ml de sangue por punção venosa diretamente para cada tubo de colheita QuantiFERON TB-Gold in Tube®. Estes tubos incluem um tubo de valor zero, um tubo de antigénio da TB e um tubo de mitogénio.

1. Imediatamente após o enchimento dos tubos, agitá-los dez (10) vezes com a força suficiente para garantir que toda a parede interna do tubo esteja revestida de sangue, a fim de dissolver qualquer antigénio presente nas paredes do tubo.
2. Rotular corretamente os tubos.
3. Após o enchimento, agitação e rotulagem, os tubos devem ser transferidos para uma incubadora a 37°C ± 1°C o mais rapidamente possível e nas 16 horas seguintes à colheita. Antes da incubação, os tubos devem ser mantidos à temperatura ambiente (22°C ± 5°C). Não refrigerar ou congelar as amostras de sangue.
4. Após um período de incubação de 16 a 24 horas, os tubos são centrifugados, o plasma é retirado e a quantidade de IFN-y (UI/ml) é medida por ELISA. Um teste é considerado positivo se a resposta de IFN-y ao tubo de antigénio da TB for significativamente superior ao valor de corte de IFN-y (o valor de corte recomendado pelo fabricante e utilizado em vários estudos [49, 50] é de 0,35 UI/ml).

Apêndice 6
Medir a calibração de uma pontuação clínica

- O gráfico de barras é a representação gráfica mais comummente utilizada para medir a calibração de uma pontuação clínica. Na abcissa, o risco previsto é representado em dez categorias iguais. Na ordenada, traça-se o risco previsto pela pontuação clínica e o risco observado ou real para cada um dos dez grupos. Se, para cada grupo, as barras que representam o número previsto de indivíduos doentes estiverem próximas das barras que representam o número real ou observado, e se o tamanho das barras aumentar com os grupos ou decis, a pontuação está bem calibrada [83].

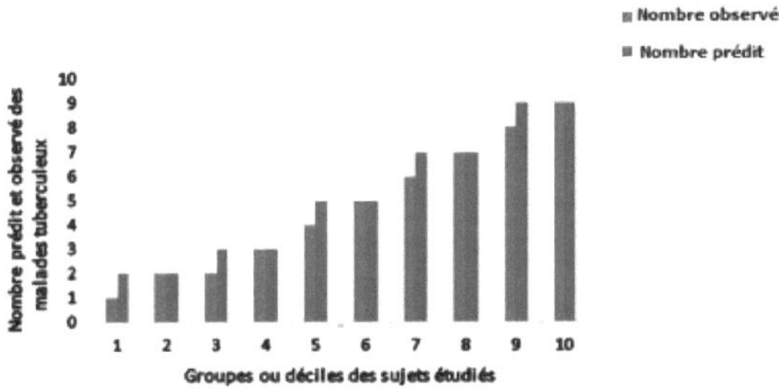

Exemplo de um gráfico de barras que compara o número previsto e observado de doentes com tuberculose.

- A calibração também pode ser calculada utilizando o teste de Hosmer-Lemeshow [85].

Σ 2

(n.º observado de doentes - n.º previsto de doentes) Teste de Hosmer - Lemeshow ------- =---

-- -------

(número previsto de doentes)

ere O valor calculado deste teste é comparado com o valor da tabela Chi-2 para um (risco de 1 espécie) = 0,05 e 18 ddl (graus de liberdade). A calibração é considerada satisfatória, dada a ausência de qualquer diferença significativa entre os riscos previstos e observados. $\frac{(1-2)2}{2} + \frac{(2-2)2}{2} + \frac{(2-3)2}{3} + \frac{(3-3)2}{3} + \ldots =$ Utilizando o exemplo anterior, o teste de Hosmer-Lemeshow seria igual a = 1,28. Podemos concluir que o número previsto de doentes com TB e o número observado não são significativamente diferentes. A calibração da pontuação preditiva para a tuberculose é, portanto, satisfatória.

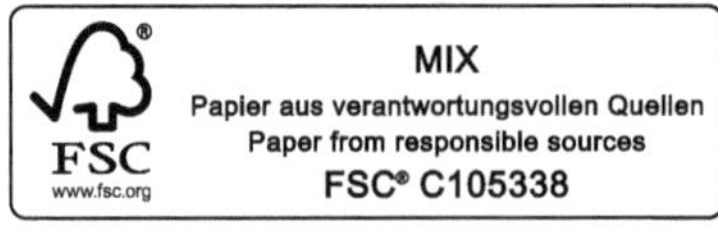

Printed by Books on Demand GmbH, Norderstedt / Germany